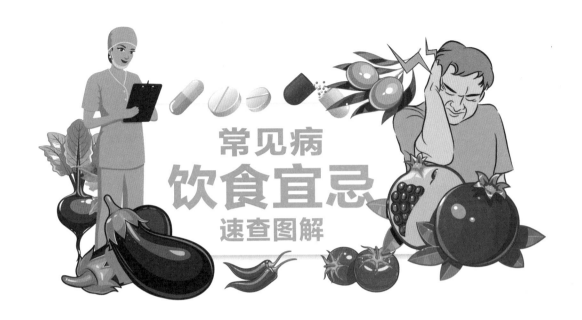

常见病
饮食宜忌
速查图解

U0248165

胡维勤 主编

江西科学技术出版社
·南昌·

图书在版编目（CIP）数据

常见病饮食宜忌速查图解 / 胡维勤主编. -- 南昌 :江西科学技术出版社，2017.11
ISBN 978-7-5390-6096-5

Ⅰ．①常… Ⅱ．①胡… Ⅲ．①常见病－食物疗法－图解②常见病－饮食－禁忌－图解 Ⅳ．①R247.1-64

中国版本图书馆CIP数据核字(2017)238480号

选题序号：KX2017066　　　　图书代码：D17092-101　　　　责任编辑：邓玉琼、万圣丹

常见病饮食宜忌速查图解

CHANGJIANBING YINSHI YIJI SUCHA TUJIE

胡维勤　主编

摄影摄像	深圳市金版文化发展股份有限公司
选题策划	深圳市金版文化发展股份有限公司
封面设计	深圳市金版文化发展股份有限公司
出　版	江西科学技术出版社
社　址	南昌市蓼洲街2号附1号　　邮编：330009　　电话：（0791）86623491　　86639342（传真）
发　行	全国新华书店
印　刷	深圳市雅佳图印刷有限公司
开　本	787mm×1024mm　　1/24
字　数	256 千字
印　张	10.5
版　次	2018年1月第1版　2018年1月第1次印刷
书　号	ISBN 978-7-5390-6096-5
定　价	39.80元

赣版权登字：03-2017-347

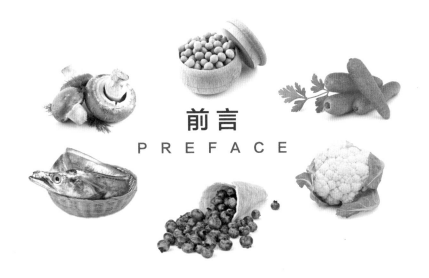

前言
PREFACE

在如今的社会环境和生活压力之下，很多人都不可避免地出现了体力或脑力严重透支，久而久之身体抵抗力下降，进而出现各种小毛病，常见的有失眠、健忘、头痛、咳嗽……在这些病症刚出现时，很多人都拒绝服药或看医生，把康复寄托在身体的修复能力上。可是很多人对疾病知识全然不知，在身体对疾病进行修复时，他们胡乱饮食，不忌口，导致疾病最终久久不愈，甚至更为恶化。

本书是一本关于常见病饮食宜忌的速查书，不仅详细介绍了生活中各种常见的病症，还对疾病的宜吃食物、忌吃食物以及饮食原则进行重点讲解。同时，每种疾病都配有两款适症的调理菜例，供大家参考烹饪。

本书内文言简意赅、图片精美、结构清晰，大家可以根据病症所属科别进行查阅。此外，根据不同人群易患病症，本书也进行了分章节介绍，让大家查阅起来更快速、更便捷。最后，希望本书能帮助大家更好地改善疾病，健康快乐地生活。

目录 CONTENTS

Chapter 1 神经及精神科常见病饮食宜忌

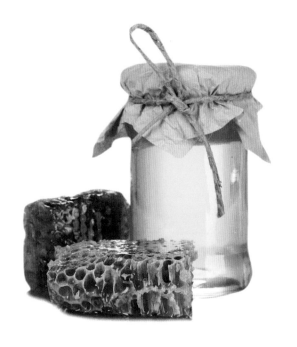

002	**失眠**	011	菠萝炒鱼片
003	牛奶香蕉蒸蛋羹	012	**帕金森病**
003	莲子百合排骨汤	013	蔬香排骨汤
004	**神经衰弱**	013	柴胡苦瓜瘦肉汤
005	酸枣仁养神筒骨汤	014	**阿尔兹海默病**
005	桂圆核桃炒鸡丁	015	小米鸡蛋粥
006	**头痛**	015	火培鱼焖黄芽白
007	木耳红枣莲子粥	016	**癫痫**
007	天麻川芎白芷鲢鱼汤	017	螃蟹炖豆腐
008	**健忘**	017	蜂蜜香蕉牛奶饮
009	风味茄汁黄豆	018	**坐骨神经痛**
009	椒盐沙丁鱼	019	酱卤猪脚
010	**抑郁症**	019	松仁炒羊肉
011	玫瑰郁金益母草饮		

Chapter 2 心脑血管常见病饮食宜忌

022	**冠心病**	024	**心律不齐**	026	**心肌炎**
023	山药薏芡粥	025	田七红枣粥	027	丁香绿茶
023	海带丝拌菠菜	025	白果薏米粥	027	生地山药汤

028	**中风后遗症**	033	红枣枸杞蒸猪肝	037	玉米须决明菊花茶
029	牛肉芹菜鸡蛋汤	033	黄豆酱烧茄子	038	**脑血管硬化**
029	上汤冬瓜	034	**眩晕**	039	柠檬薏米水
030	**脑梗塞**	035	莴笋炒瘦肉	039	花生芝麻蒸茄子
031	山楂决明菊花茶	035	牛肉炒菠菜	040	**心绞痛**
031	枸杞芹菜炒香菇	036	**高血压**	041	蒸三文鱼
032	**贫血**	037	芦笋萝卜冬菇汤	041	猕猴桃刀豆沙拉

Chapter 3 呼吸系统常见病饮食宜忌

044	**风寒型感冒**	050	**时行感冒**	056	**肺炎**
045	酱爆大葱羊肉	051	家常小炒黄瓜	057	润肺百合蒸雪梨
045	葱白炖姜汤	051	红椒西红柿炒花菜	057	麦门冬煲老鸭
046	**风热型感冒**	052	**咳嗽**	058	**肺结核**
047	腰果炒空心菜	053	马蹄花菜汤	059	玉竹烧胡萝卜
047	川贝枇杷汤	053	罗汉果焖银耳	059	白果鸡丁
048	**暑湿型感冒**	054	**哮喘**	060	**肺癌**
049	西瓜皮煲薏仁	055	芥菜瘦肉豆腐汤	061	冬虫夏草茶
049	苦瓜菊花汤	055	杏仁猪肺粥	061	金瓜炖素燕窝

Chapter 4 消化系统常见病饮食宜忌

064	**慢性胃炎**	067	牡蛎白萝卜南瓜汤	069	鲜菇蒸土鸡
065	木瓜银耳汤	067	大麦甘草茶	070	**脂肪肝**
065	腰果炒猪肚	068	**胃下垂**	071	荷叶薏仁赤小豆饮
066	**胃及十二指肠溃疡**	069	白扁豆瘦肉汤	071	泽泻蒸冬瓜

072　**肝硬化**
073　茅根甘蔗茯苓瘦肉汤
073　莲藕炒秋葵
074　**便秘**
075　蜂蜜大黄茶

075　鱼香土豆丝
076　**腹泻**
077　白果莲子乌鸡粥
077　苹果红枣鲫鱼汤
078　**痢疾**

079　豌豆猪肠汤
079　蒲公英金银花茶
080　**痔疮**
081　丹皮瘦肉炖芋头
081　韭菜炒核桃仁

Chapter 5 内分泌代谢常见病饮食宜忌

084　**糖尿病**
085　洋葱炒鳝鱼
085　粉蒸茼蒿
086　**高血脂**
087　黄瓜粥
087　凉拌佛手瓜
088　**甲亢**

089　党参莲子汤
089　玫瑰夏枯草茶
090　**甲状腺肿大**
091　桔梗拌海蜇
091　海带烧豆腐
092　**痛风**
093　樱桃豆腐

093　荷叶郁金粥
094　**系统性红斑狼疮**
095　芦荟花生粥
095　桑葚黑豆红枣糖水
096　**肥胖症**
097　西红柿饭卷
097　红烧白萝卜

Chapter 6 五官科常见病饮食宜忌

100　**夜盲症**
101　炝拌鸭肝双花
101　胡萝卜南瓜粥
102　**青光眼**
103　蜂蜜柠檬茶
103　黑椒苹果牛肉粒
104　**近视**
105　乌醋花生黑木耳

105　茶树菇煲牛骨
106　**老花眼**
107　蒜苗炒口蘑
107　炸洋葱丝牛肉面
108　**结膜炎**
109　车前子绿豆高粱粥
109　松仁丝瓜
110　**白内障**

111　桑叶猪肝汤
111　黄芪红枣枸杞茶
112　**耳鸣耳聋**
113　黄花菜蒸滑鸡
113　西洋参桂圆茶
114　**口腔溃疡**
115　粉蒸胡萝卜丝
115　黄连茶

116 **咽炎**   119 蓝莓葡萄汁   121 姜丝鲢鱼豆腐汤
117 灵芝猪肺汤   119 草菇西兰花   122 **扁桃体炎**
117 香菇肉糜饭   120 **过敏性鼻炎**   123 川贝梨煮猪肺汤
118 **鼻窦炎**   121 鱼腥草红枣茶   123 菊花胡萝卜汤

Chapter 7 骨科常见病饮食宜忌

126 **骨折**   133 红腰豆莲藕排骨汤   139 银杏叶川芎红花茶
127 红烧鹌鹑   133 草菇花菜炒肉丝   140 **肩周炎**
127 淡菜海带排骨汤   134 **类风湿性关节炎**   141 淮山鳝鱼汤
128 **骨质疏松**   135 黄瓜腐竹汤   141 桂圆阿胶红枣粥
129 板栗烧鸡翅   135 黑蒜炒苦瓜   142 **腰椎间盘突出**
129 西芹炒虾仁   136 **强直性脊柱炎**   143 田七牛膝杜仲煲乌鸡
130 **骨质增生**   137 果汁牛奶   143 西瓜米糊
131 淮山补骨脂粥   137 威灵仙桂圆薏米汤   144 **腰肌劳损**
131 韭黄炒牡蛎   138 **颈椎病**   145 西芹肉片
132 **风湿性关节炎**   139 黑豆烧排骨   145 鹿茸花菇牛尾汤

Chapter 8 皮肤科常见疾病饮食宜忌

148 **痤疮**   152 **荨麻疹**   156 **牛皮癣**
149 绿豆薏米粥   153 竹笋炒鸡丝   157 洋葱拌西红柿
149 丝瓜焖黄豆   153 紫甘蓝雪梨玉米沙拉   157 芦笋鲜蘑菇炒肉丝
150 **湿疹**   154 **黄褐斑**   158 **皲裂症**
151 山药土茯苓煲瘦肉   155 金菊玫瑰花茶   159 百合玉竹粥
151 芦荟银耳炖雪梨   155 黄瓜酿肉   159 黑芝麻牛奶粥

160	**皮肤瘙痒**	163	甘草桂枝茶	165	鸡肉卷心菜米粥
161	香菇扒生菜	163	当归生姜羊肉汤	166	**脚气**
161	香浓豌豆蒸排骨	164	**腋臭**	167	紫菜蛋花汤
162	**冻疮**	165	橘子糖水	167	核桃花生桂枣煲鱼头

Chapter 9 儿科常见疾病饮食宜忌

170	**厌食症**	179	砂仁粥	189	艾叶鸡蛋汤
171	金针菇海蜇荞麦面	180	**遗尿**	189	甘蔗雪梨糖水
171	香蕉粥	181	益智仁补肾汤	190	**腮腺炎**
172	**流涎**	181	草莓桑葚果汁	191	柴胡黄芩茶
173	陈皮绿豆汤	182	**红眼病**	191	肉末苦瓜条
173	白术猪肚粥	183	栀子莲心甘草茶	192	**发育迟缓**
174	**疳积**	183	芸豆赤小豆鲜藕汤	193	杏仁核桃牛奶芝麻糊
175	山楂薏米水	184	**手足口病**	193	山药粥
175	牛奶鲫鱼汤	185	糯米稀粥	194	**百日咳**
176	**惊风**	185	果汁牛奶	195	桔梗川贝饮
177	枸杞猪心汤	186	**发热**	195	党参麦冬五味子瘦肉汤
177	天麻安神益智汤	187	雪梨银耳牛奶	196	**佝偻病**
178	**腹泻**	187	栀子红豆粥	197	虾皮肉末青菜粥
179	苹果红薯泥	188	**夜啼**	197	牛奶蒸鸡蛋

Chapter 10 泌尿科常见疾病饮食宜忌

| 200 | **阳痿** | 201 | 韭菜花炒虾仁 | 203 | 红枣黄芪蒸乳鸽 |
| 201 | 鹿茸炖鸡 | 202 | **早泄** | 203 | 芡实炖牛鞭 |

204　**前列腺炎**
205　马蹄玉米炒核桃
205　车前子丹参冬瓜皮茶
206　**尿路感染**
207　素炒冬瓜
207　绿豆芽拌猪肝
208　**肾结石**

209　金钱草粥
209　脆炒马蹄
210　**慢性肾炎**
211　翠衣粥
211　冬菇玉米排骨汤
212　**遗精**
213　红烧龟肉

213　山茱萸五味子茶
214　**男性不育症**
215　菟丝子烩鳝鱼
215　粉蒸鳝片
216　**男性更年期综合征**
217　海参粥
217　玉米苦瓜煎蛋饼

Chapter 11 妇科常见疾病饮食宜忌

220　**月经失调**
221　红糖山药粥
221　胡萝卜炒牛肉
222　**痛经**
223　水晶墨鱼卷
223　山楂鸡翅
224　**阴道炎**
225　马齿苋生姜肉片粥
225　黑豆黄柏射干汤
226　**带下过多**
227　夏枯草蒲公英茶
227　白扁豆莲子龙骨汤
228　**妊娠反应**
229　砂仁黄芪猪肚汤
229　萝卜鲫鱼汤
230　**胎动不安**
231　莲藕核桃栗子汤

231　豉油蒸鲤鱼
232　**产后缺乳**
233　黄芪灵芝猪蹄汤
233　木瓜凤爪汤
234　**乳腺增生**
235　玫瑰香附茶
235　芋头糙米饭
236　**乳腺炎**
237　黄豆黄花菜饮
237　鱼腥草冬瓜瘦肉汤
238　**宫颈炎**
239　虾菇油菜心
239　黑木耳蛋卷
240　**乳腺癌**
241　西兰花土豆泥
241　红参淮杞甲鱼汤
242　**女性不孕症**

243　姜丝红糖蒸鸡蛋
243　彩椒炒猪腰
244　**女性更年期综合征**
245　茶树菇莲子炖乳鸽
245　笋烧海参
246　牛奶粥
246　牛肉莲子红枣汤

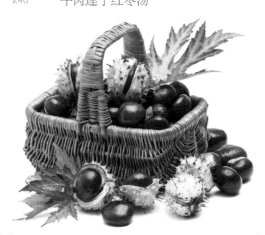

Chapter 1

神经及精神科常见病饮食宜忌

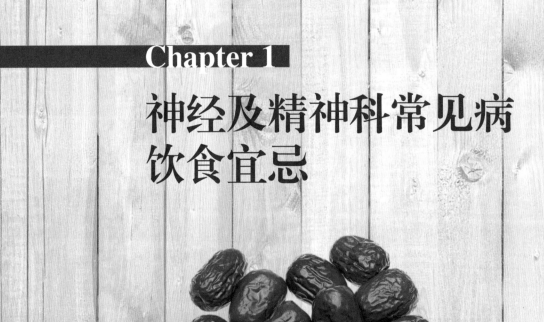

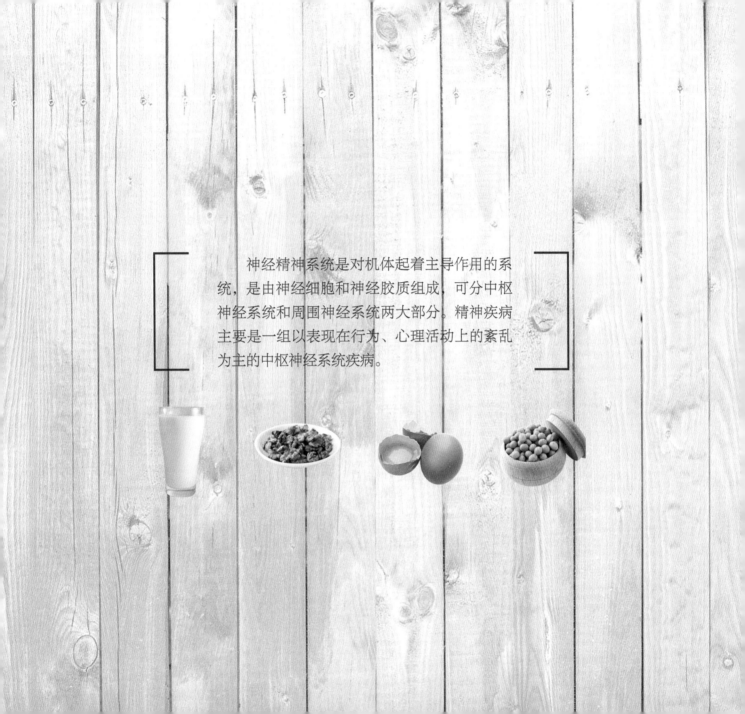

　　神经精神系统是对机体起着主导作用的系统，是由神经细胞和神经胶质组成，可分中枢神经系统和周围神经系统两大部分。精神疾病主要是一组以表现在行为、心理活动上的紊乱为主的中枢神经系统疾病。

失眠

病症简介 失眠，指无法入睡或无法保持睡眠状态，导致睡眠不足。诱发原因多样，多发于压力大、精神紧张或情绪波动大的人群，以及患有精神障碍疾病的患者。

【宜吃食物】

牛奶　　香蕉　　绿叶蔬菜

牛奶富含钙，香蕉、绿叶蔬菜都含有镁元素，日常食用能有效解除忧郁、降低疲劳、促进睡眠。

核桃　　花生　　鸡蛋

这些食物富含 B 族维生素，能缓和紧张的情绪，提高睡眠质量。

【忌吃食物】

白萝卜　　大豆　　菠菜　　茄子

这些食物会引起消化系统胀气，过多食用会妨碍正常的睡眠。

白酒　　咖啡　　浓茶

辛辣与刺激神经的饮料会使神经中枢兴奋，失眠者不宜饮用。

【饮食原则】

1.饮食宜清淡，多选用具有补脑安神、帮助睡眠的食物和药材，如小米、红枣、核桃、百合、莲子、桂圆、远志、人参、酸枣仁、合欢皮等。
2.可适当多吃富含铜、铁、色氨酸的食物，能有助于睡眠，如瘦肉、豌豆、牡蛎、香蕉、无花果、葡萄等。
3.应注意避免肥腻、不易消化的食物，如烤肉、烤鸭、扣肉、火腿等。
4.忌辛辣、刺激性食物，如辣椒、胡椒、白酒等。
5.晚餐适量，不宜过饱，睡前少饮水，睡前不宜进食。

牛奶香蕉蒸蛋羹

材料

牛奶 150 毫升，香蕉 100 克，鸡蛋 80 克

做法

1. 香蕉切小段；鸡蛋搅散制成蛋液。
2. 取榨汁机，倒入香蕉、牛奶，开始榨汁；待榨好后将香蕉汁倒入碗中，再倒入蛋液中，搅匀。
3. 取蒸碗，倒入蛋液，撇去浮沫，封上保鲜膜，放入蒸锅内，中火蒸 10 分钟至熟后取出即可。

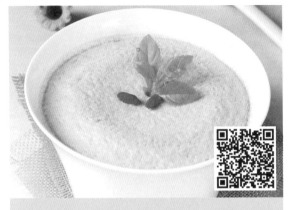

【功效】本品具有缓解疲劳的功效。

莲子百合排骨汤

调料

百合、莲子、红枣、党参、枸杞各 15 克，排骨 200 克，玉米 100 克

调料

盐适量

做法

1. 莲子清水泡发 1 小时；百合、枸杞、红枣、党参分别清水泡发 10 分钟；排骨焯水，备用。
2. 锅中注入清水，倒入排骨、玉米、莲子、红枣、党参、百合、枸杞，大火煮开后转小火续煮 20 分钟，最后加盐调味即可。

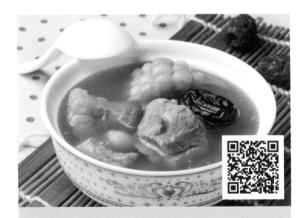

【功效】本品具有安神助眠的功效。

神经衰弱

病症简介 神经衰弱属于心理疾病，临床表现为精神容易兴奋和脑力容易疲乏，常有情绪烦恼和心理、生理症状的神经症性障碍。此病多发于青壮年，以脑力劳动者、学生多见。

【宜吃食物】

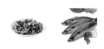

核桃　　鱼类

核桃、鱼类均富含蛋白质，能有效补充身体营养，有利于身心的平和，缓解神经衰弱。

牛奶　　百合　　酸枣仁

这些食物能稳定情绪，促进睡眠，有利于神经衰弱患者的恢复。

【忌吃食物】

蚕豆　　白萝卜

这些食物不易消化，容易引起胀气，会影响睡眠，神经衰弱患者不宜食用。

肉桂　　辣椒

这些辛辣刺激的食物会使神经中枢兴奋，神经衰弱患者应避免。

【饮食原则】

1. 适当地为大脑补充营养，使大脑功能完全恢复正常，可选择养血益精、补脑健脑功效的食材和中药，如猪脑、鱼头、核桃仁、枸杞、桂圆、何首乌等。

2. 促进睡眠、提高睡眠质量，可选择牛奶、酸枣仁、柏子仁、龙眼肉、葵花籽等食材或药材。

3. 睡前避免过度兴奋或其他刺激，少喝酒，少抽烟，忌吃肥腻、不易消化与辛辣刺激性食物，如肥肉、烤肉、烤鸭、香肠等。

4. 下午或晚上尤其要少食巧克力，咖啡、浓茶和酒类等刺激性饮料也不宜饮用。

酸枣仁养神筒骨汤

材料
酸枣仁、枸杞、怀山药
各 15 克，筒骨 200 克

调料
盐 2 克

做法

1. 药材分别泡发 5 分钟后捞出；筒骨焯水，备用。

2. 砂锅注水，放入筒骨、酸枣仁、淮山药，煮开后转小火煮 100 分钟，再倒入枸杞续煮 20 分钟后加入盐，搅匀后盛出即可。

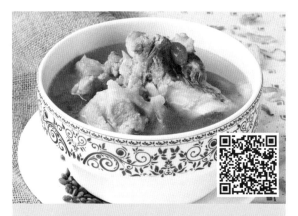

【功效】本品具有补充营养的功效。

桂圆核桃炒鸡丁

材料
桂圆肉 30 克，核桃仁 30 克，乌鸡肉 350 克，葱花、姜丝各适量

调料
料酒、淀粉、酱油、盐、食用油各适量

做法

1. 将乌鸡肉洗净、切丁，用料酒、淀粉、酱油搅拌入味。

2. 锅内放油烧热，下姜丝、葱花爆香，放入乌鸡丁翻炒；加入核桃仁、桂圆肉炒熟后加盐炒匀即可。

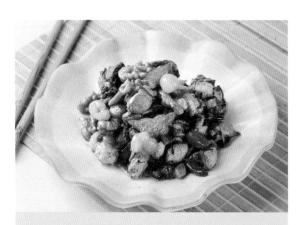

【功效】本品具有提高睡眠质量的功效。

头痛

病症简介 头痛分为外感头痛与内伤头痛。前者多因受寒而生，发病急，伴有恶寒、发热、鼻塞流涕、咳嗽等明显症状；后者则多是脏腑、气血损伤所致，起病缓，表现为隐痛、昏痛。

【宜吃食物】

黑木耳　　红枣

这些滋补的食物能增强身体免疫力，有利于头痛患者的恢复。

菊花　　　薄荷　　　天麻

这些食物有良好的清热止痛功效，可以有效缓解疼痛。

【忌吃食物】

绿豆芽　　西瓜

这些食物性味寒凉，食用后会加重头痛。

咖啡　　　酒类　　　浓茶

这些饮品会造成人体过度兴奋或其他刺激，头痛患者慎饮用。

【饮食原则】

1.外感头痛宜吃具有散寒清热、疏风止痛作用的食物，如木瓜、白萝卜等。

2.外感头痛的饮食应以补虚为主，宜采用具有滋阴养血、养肾固精的食物，如百合、山楂等。

3.宜食具有活血化瘀、止痛作用的药材，如红花、桃仁、丹参、川芎等。

【**特别注意**】适当进行头部按摩可放松肌肉、改善血液循环，从而缓解头痛症状。用食指或大拇指在头痛区域轻轻地旋转按摩，按压7~15秒后松开手。动作可反复进行。

木耳红枣莲子粥

材料
水发木耳、水发莲子
各80克，红枣35克，
水发大米180克

调料
盐2克，鸡粉2克

做法

1. 砂锅中注入适量的清水大火烧热，倒入备好的
   大米、莲子、木耳、红枣，搅匀。大火煮开后
   转小火煮40分钟至熟软。

2. 掀开锅盖，加入盐、鸡粉，搅匀调味即可。

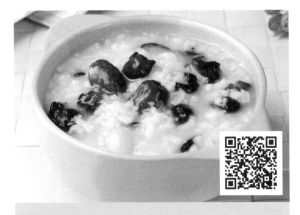

【功效】本品具有增强免疫力的功效。

天麻川芎白芷鲢鱼汤

材料
鲢鱼头300克，红枣、桂圆肉、
枸杞、天麻、川芎、白芷各适
量，姜片、葱段各少许

调料
盐、料酒、食
用油各适量

做法

1. 用油起锅，放入鲢鱼头，煎至断生，下姜片炒香。

2. 锅中倒入葱段、料酒、适量清水，倒入红枣、
   桂圆肉、枸杞、川芎、天麻和白芷，大火煮沸
   后转小火煮至食材熟透，加盐调味即可。

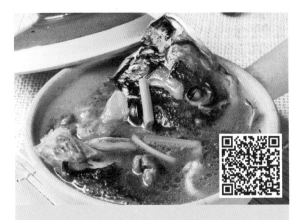

【功效】本品具有活血止痛的功效。

健忘

病症简介 健忘指记忆力差、遇事易忘的一种病症，常与怔忡、不寐等同时出现，主要表现为记忆力减退、精神疲倦、脉弱多梦、心烦不寐等。

【宜吃食物】

沙丁鱼　　西红柿

沙丁鱼富含磷脂；西红柿能满足人体对多种维生素和矿物质的需要，促进健忘患者的康复。

鸽蛋　　大豆　　鸡蛋

这些富含蛋白质的食物，能有效滋补身体，提高记忆力。

【忌吃食物】

糕点　　咸鱼　　咸肉

这些甜食或咸食都会影响身体各器官的有序运作，危害身体健康，加重健忘病情。

白酒　　咖啡　　浓茶

这些辛辣刺激的饮料会使神经中枢兴奋，使精神疲惫，对健忘患者不利。

【饮食原则】

1.适量增加补益心脾、滋阴补肾的食物，如羊髓、蜂蜜、何首乌、黑木耳、青枣等。

2.多补充富含蛋白质、维生素以及微量元素的食物，如牛奶、西红柿、莲子、桂圆、黄鳝等。

3.避免甜食与咸食，如糖果、巧克力、咸菜、咸鸭蛋等。

4.减少肥肉、鱼油、牛油等动物性脂肪的食用吸收。

5.忌吃辛辣、刺激性强的食物与饮料，如辣椒、酒类等。

风味茄汁黄豆

材料
泡发黄豆 200 克，西红柿 3 个

调料
番茄酱、盐、白砂糖、食用油各适量

做法

1. 泡发黄豆洗净，西红柿洗净，切滚刀块，备用。

2. 炒锅烧热倒油，加入西红柿翻炒，微烂时放盐、白砂糖、番茄酱，炒至西红柿软烂。

3. 倒入黄豆翻炒，加水焖煮至黄豆软熟入味即可。

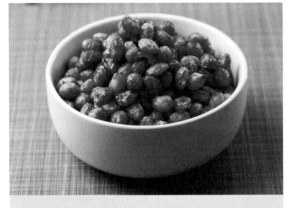

【功效】本品具有提高记忆力的功效。

椒盐沙丁鱼

材料
沙丁鱼 400 克，青椒、红椒、姜末、蒜末、洋葱粒各少许

调料
椒盐 4 克，胡椒粉、生粉、食用油各适量

做法

1. 青椒、红椒切粒；沙丁鱼洗净去除头尾、内脏。

2. 将沙丁鱼裹上生粉，下油锅炸至金黄色，捞出。

3. 炒锅中放入姜蒜末、洋葱粒、青椒粒、红椒粒、沙丁鱼，炒香。撒上椒盐、胡椒粉，炒匀即可。

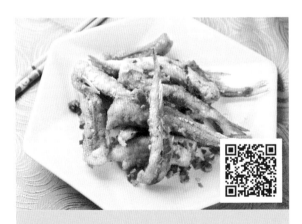

【功效】本品具有补充营养的功效。

抑郁症

病症简介 抑郁症又称忧郁症，是一种常见的心境障碍疾病，以显著而持久的心境低落为主要临床特征，严重者可出现自杀念头和行为。有反复发作的倾向，要及时给予治疗。

【宜吃食物】

菠萝　　酸枣仁　　玫瑰

这些食物具有补益心脾、调节情绪的功效，可有效缓解抑郁病情。

香附　　陈皮

这些药材可疏肝解郁、行气止痛，适用于郁郁寡欢、食欲不振的患者。

【忌吃食物】

咖啡　　浓茶　　白酒

这些食物会刺激神经，不利于抑郁症患者的恢复。

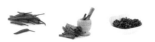

辣椒　　桂皮　　丁香

这些性温热的调料会加重患者的精神焦虑情绪，不宜食用。

【饮食原则】

1. 治疗抑郁症主要以服用药物为主，心理治疗为辅。采用合理的药膳调理也是很好的辅助治疗手段。
2. 治疗抑郁症应设法缓解患者精神焦虑情绪，增加血清素含量，具有以上功能的药材和食材有柏子仁、合欢皮、酸枣仁、茉莉花、薄荷、玫瑰、菠萝、苹果、橘子、香蕉、柚子等。
3. 患者应少喝酒、茶和咖啡，这些刺激性强的饮料都可使抑郁症病情加重。
4. 忌食陈乳酪、罐头肉、酱油、酵母提取物等酪氨酸含量高的食物与饮料；忌食富含油脂、油炸会助热上火的食物，如油条、油饼、炸鸡、薯条等。

玫瑰郁金益母草饮

材料
玫瑰花 5 克，益母草
5 克，郁金 5 克

调料
红糖 8 克

做法

1. 砂锅中注入适量清水，倒入备好的药材，拌匀。用大火煮约 5 分钟至药材析出有效成分。

2. 揭盖，捞出药渣；加入红糖，拌匀。

3. 关火后盛出煮好的药茶，装入杯中凉后即可。

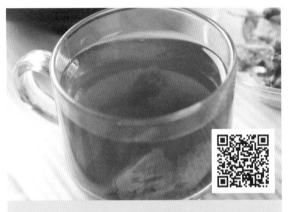

【功效】本品具有缓和焦虑情绪的功效。

菠萝炒鱼片

材料
菠萝肉片 75 克，草
鱼肉 150 克，红椒块、
姜、葱、蒜各少许

调料
豆瓣酱、料酒、盐、
鸡粉、水淀粉、食用
油各适量

做法

1. 草鱼肉切片，加盐、鸡粉、水淀粉、食用油，腌渍入味；倒入油锅中滑油断生，捞出，备用。

2. 用油起锅，放入姜、葱、蒜、红椒块、菠萝肉片、鱼片炒匀，加入调味料，炒入味即可。

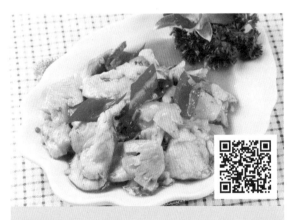

【功效】本品具有补益心脾的功效。

帕金森病

病症简介 帕金森病又称震颤麻痹，是所有动作障碍症中最常见的疾病之一。患病者如果不进行及时的治疗，病情会逐渐加重，导致生活不能自理，并引起很多并发症。

【宜吃食物】

豆类
豆类中的钙有助于强健骨骼，对帕金森患者有利。

天麻　地龙　川芎
这些药材能清热止痉，利尿排毒，可改善手足震颤的症状。

【忌吃食物】

动物肝脏　鸡蛋
这些富含维生素 B_6 的食物，会影响治疗帕金森的药物左旋多巴的功效。

咖啡　浓茶　白酒
这些刺激性强的饮料不利于稳定情绪，妨碍帕金森病的治疗。

【饮食原则】

1. 选择具有促生多巴胺、兴奋中枢神经的食物和药材，如蚕豆、丹参、黄芪、白芍、升麻、益母草、钩藤、茶叶、柴胡、马钱子等。
2. 多吃谷类和蔬菜瓜果，能获取膳食纤维、多种维生素和矿物质，补充营养增强身体所需的能量。
3. 多喝大骨汤和豆类等富含钙的食物，可强健骨骼，对患者有利。
4. 忌高蛋白的食物，如羊肉、狗肉、牛奶等。
5. 忌富含拟胆碱、富含维生素 B_6 的食物，如槟榔、麦芽、荚豆类等。
6. 避免辛辣、刺激性食物，如辣椒、胡椒、肉桂等。

蔬香排骨汤

材料
排骨 300 克，冬瓜、香菇、玉米粒、青菜、西红柿、生姜各适量

调料
盐 5 克

做法

1. 排骨洗净焯水断生后，捞出；冬瓜去皮切块；香菇切粒；青菜切成段；西红柿切块，备用。

2. 取锅注水煮沸，加入生姜、排骨，小火煮 1.5 小时；加入所有的蔬菜，煮至软；加盐调味即可。

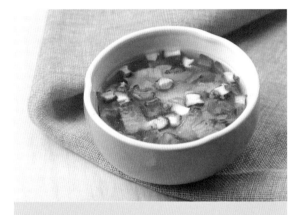

【功效】本品具有补充营养的功效。

柴胡苦瓜瘦肉汤

材料
柴胡 12 克，川贝 10 克，苦瓜 100 克，猪瘦肉 200 克

调料
盐 2 克，鸡粉 2 克，料酒 10 毫升

做法

1. 苦瓜洗净去籽，切成段；猪瘦肉切成丁，备用。

2. 砂锅中注入水烧开，倒入柴胡、川贝、瘦肉丁，淋入适量料酒，放入苦瓜，炖至食材熟透。

3. 放入盐、鸡粉，搅拌片刻，至食材入味即可。

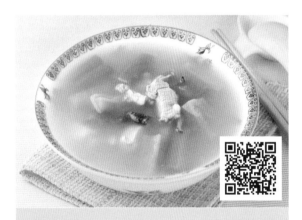

【功效】本品具有清热止痉的功效。

阿尔兹海默病

病症简介 阿尔兹海默病又称老年痴呆症，是发生在老年期及老年前期的一种原发性退行性脑病，主要表现为渐进性记忆障碍、认知功能障碍、人格改变等神经精神症状。

【宜吃食物】

核桃　　大豆　　鱼类

这些食物含有大量蛋白质、维生素 C 或维生素 E，能有效延缓衰老。

动物内脏　肉类　　蛋类

这些食物是维生素 B_{12} 的丰富来源，可增强记忆力而神经系统功能健全不能缺少维生素 B_{12}。

【忌吃食物】

盐　　　腊肉

这些钠含量高的食物会使血压升高，导致动脉粥样硬化，对阿尔兹海默病患者不利。

芥末　　辣椒

这些辛辣、刺激的食物影响营养的吸收，阻碍阿尔兹海默病患者的康复。

【饮食原则】

1. 在日常饮食中注意补充海产品、食用菌、豆类及豆制品、各种蔬菜和水果，让机体获得足量的矿物质。
2. 多食用具有益智补脑的食物，如核桃仁等坚果类、鱼类。
3. 忌油腻肥厚的食物，如香肠、肥肉、烤鸭等。
4. 忌营养摄入不足或维生素缺乏。

 【特别注意】无论病程的长短和病情的严重程度，阿尔兹海默病患者都需要接受药物治疗，家人应当细心照顾。

小米鸡蛋粥

材料

小米 300 克，鸡蛋 40 克

调料

盐、食用油各适量

做法

1. 砂锅中注入适量的清水烧热，倒入小米，盖上锅盖，烧开后转小火煮 20 分钟至熟软。

2. 掀开锅盖，加入少许盐、食用油，搅匀调味；打入鸡蛋，小火煮 2 分钟即可。

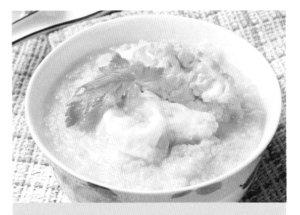

【功效】本品具有延缓衰老的功效。

火焙鱼焖黄芽白

材料

火焙鱼 200 克，黄芽白 200 克，红椒、大葱、姜片各适量

调料

盐、食用油各适量

做法

1. 火焙鱼用水泡软；黄芽白切段；红椒切块，备用。

2. 锅中注油烧热，加入大葱、姜片、火焙鱼，炒香；再倒入红椒、黄芽白继续翻炒，焖煮片刻，待食材稍微变软后加入盐，翻炒匀后盛出即可。

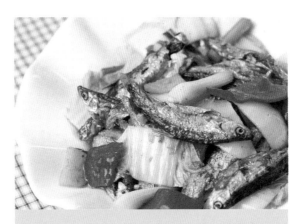

【功效】本品具有增强记忆力的功效。

癫痫

病症简介 癫痫，俗称"羊角风"或"羊癫风"，是大脑神经元突发性异常放电，导致短暂的大脑功能障碍的一种慢性疾病。

【宜吃食物】

螃蟹　　牛奶　　豆类

这些食物含有丰富的蛋白质及微量元素，对身体有很好的滋补作用，能有效减轻癫痫的症状。

油菜心　　芹菜　　苹果

钾含量的增加对疾病的治疗很不利，日常饮食中应选择这些含钾低的食物。

【忌吃食物】

羊肉　　狗肉

这些食物为发物，应避免食用，否则易导致癫痫发作。

浓茶　　咖啡　　可乐

这些具有兴奋和刺激性的饮料，会引起癫痫患者不适。

【饮食原则】

1.选择镁、锌等矿物质含量高的食物有利于补充营养，如牡蛎、豆类、小米、鱼、坚果、牛奶等。

2.多食用滋补肝肾、健脾助运的食物，如猪瘦肉、桂圆、莲子、枸杞等。

3.癫痫患者应该注意补钙，多食用高蛋白和含钙丰富的食物，如牛奶，豆腐等。

4.可适量补充润肠通便的食物，如蜂蜜、香蕉、杏仁等。

5.饮食中避免油腻肥厚、生热助火的食物，如薯片、烤肉、炸鸡等；禁止食用含糖多的食物和辛辣、刺激性食物，如辣椒、葱、蒜等。

螃蟹炖豆腐

材料
豆腐 185 克，螃蟹 2
只，姜、葱各少许

调料
盐 2 克，鸡粉 2 克，
料酒、食用油各适量

做法

1. 将洗净的螃蟹切开，去除脏物；豆腐切方块。
2. 用油起锅，倒入姜、葱、螃蟹、料酒炒匀；注入适量清水，煮沸后放入豆腐块煮熟，加盐、鸡粉调味即可。

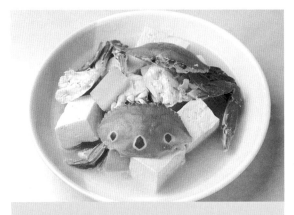

【功效】本品具有补充营养的功效。

蜂蜜香蕉牛奶饮

材料
香 蕉 150 克，牛 奶
300 毫升

调料
蜂蜜 25 毫升

做法

1. 香蕉剥去果皮，把果肉切成小块，备用。
2. 取榨汁机，选择搅拌刀座组合，倒入香蕉，注入牛奶，倒入蜂蜜，盖上盖，选择"榨汁"功能，榨取汁水；断电后倒出汁水，装入碗中即可。

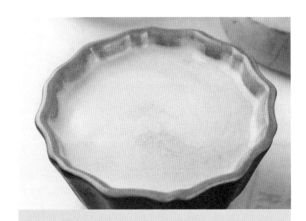

【功效】本品具有补充钙质的功效。

坐骨神经痛

病症简介 坐骨神经是支配下肢的主要神经干，坐骨神经痛是指坐骨神经通路及其分布区域内的疼痛，包括臀部、大腿后侧、小腿后外侧和脚的外侧面。本病多见于青壮年男性。

【宜吃食物】

猪尾　　牛尾　　羊肉

这些食物益肾健骨、壮腰强筋，适合坐骨神经痛的患者食用。

附子　　肉桂　　干姜

这些具有温中健胃、驱寒保暖功效的药材有利于坐骨神经痛的患者恢复健康。

【忌吃食物】

螃蟹　　海带

这些寒凉生冷食物可使气血受阻、经络不通，食用后会加重坐骨神经患者的病情。

肥肉　　鹅肉

这些肥厚油腻食物会助阴生痰，使血液凝滞，鹅肉为大发之物，使病情久治不愈。

【饮食原则】

1.可选择消炎止痛的食材和药材，如荔枝、橘子、桂圆、延胡索、板蓝根、何首乌、夜交藤、丹参等。
2.不少坐骨神经痛与风湿、寒潮有关，所以可食用羊肉、狗肉、辣椒、花椒、肉桂、附子、干姜等散寒祛湿的食材和药材。
3.患者忌吃寒凉食物，如西瓜、芹菜、黄瓜、海带、螃蟹等。
4.忌食生冷食物，如雪糕、冷饮等。
5.忌肥厚油腻的食物，如肥肉、奶油等。

酱卤猪脚

材料
猪脚 400 克, 蒜末、
姜末、八角、桂皮、
香叶、辣椒各适量

调料
盐、生抽、老抽、白糖、
食用油各适量

做法

1. 猪脚焯水, 捞出, 过冷水; 热锅注油, 放入白糖煮溶化, 倒入姜末、蒜末爆香。

2. 放入猪脚翻炒, 倒入生抽、老抽、清水、八角、桂皮、香叶、辣椒煮 1.5 小时, 再放盐调味即可。

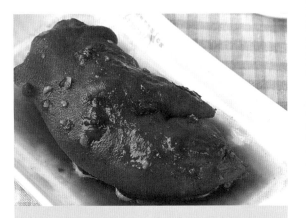

【功效】本品具有强筋健骨的功效。

松仁炒羊肉

材料
羊肉 400 克, 彩椒块
60 克, 豌豆、松仁、
胡萝卜片各适量

调料
盐、生抽、料酒、水
淀粉、食用油各适量

做法

1. 羊肉洗净切片, 加盐、生抽、水淀粉腌渍入味; 将豌豆、彩椒块、胡萝卜片焯水断生。

2. 将松仁倒入油锅中炒香捞出; 锅底留油, 放入羊肉、焯水后的食材及盐炒匀, 撒上松仁即可。

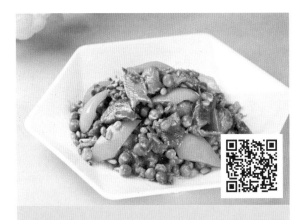

【功效】本品具有驱寒保暖的功效。

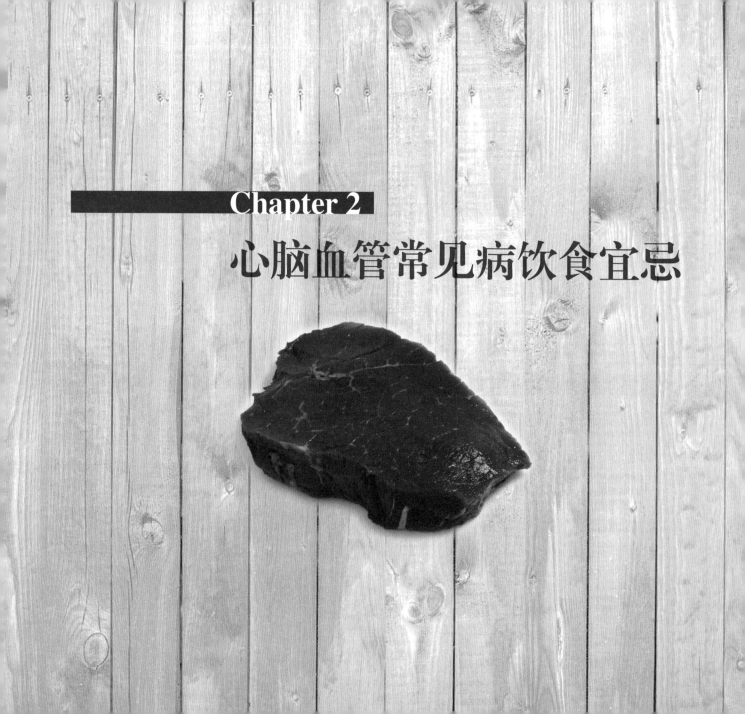

Chapter 2

心脑血管常见病饮食宜忌

心脑血管疾病是心脏血管病和脑血管病的总称，是一种严重威胁人类健康的常见病，具有"发病率高、致残率高、死亡率高、复发率高、并发症多"的特点，日常生活中应引起高度重视。

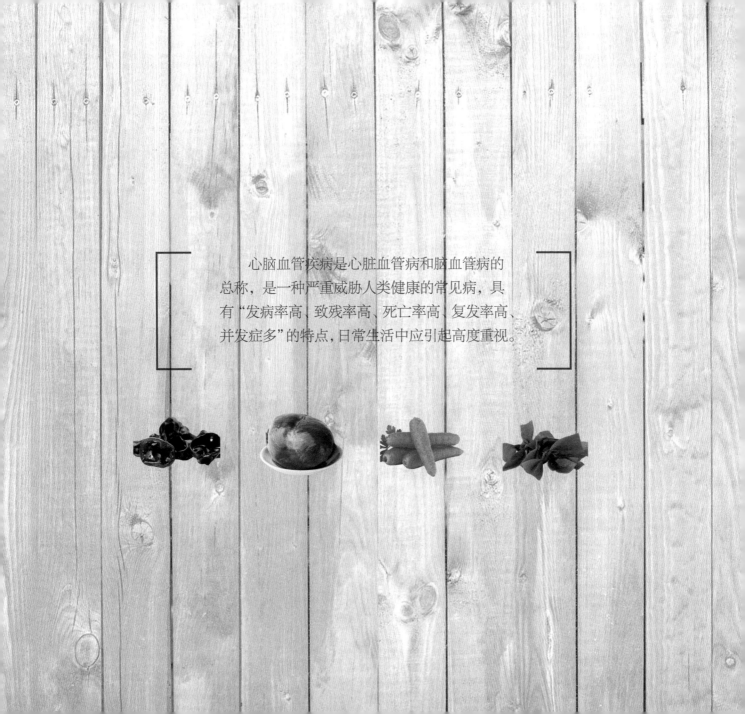

冠心病

病症简介 冠状动脉粥样硬化性心脏病，简称冠心病，是由于冠状动脉粥样硬化病变致使心肌缺血、缺氧的心脏病。

【宜吃食物】

红枣　　猪心　　猪腰　　牛肉

这些食物益气养心，是防治冠心病的佳品。

桂枝　　丹参　　地龙

这些药材能使血管扩张，促进血液的流通，达到养心通脉的功效，对冠心病患者有利。

【忌吃食物】

含糖饮料　甜点　　糖果

人体中摄取的糖分过多会让多余的热量堆积起来，导致动脉硬化、血压上升，加重心肺的负荷。

酒类　　咖啡　　浓茶

这些饮料会使心率加快，增加大脑的耗氧量，使冠心病病情变得严重。

【饮食原则】

1.冠心病患者宜选择具有扩张冠脉血管作用的中药材和食材，如玉竹、牛膝、天麻、香附、西洋参、红花、菊花、山楂、洋葱等。

2.宜选择具有促进血液运行，预防血栓作用的中药材和食材，如红花、田七、当归、延胡索、益母草、郁金、枸杞、海鱼、木耳、蒜等。

3.多吃含有抗氧化物质的食物，如脱脂牛奶、豆制品、芝麻、山药等。

4.应避免进食高脂肪、高胆固醇的食物，如螃蟹、动物内脏、肥肉、蛋黄、鹅肉等。

5.避免暴饮暴食，改变偏食、吸烟等不良习惯。

山药薏芡粥

材料
山药、芡实、薏米、
大米各 30 克

调料
盐适量

做法

1. 芡实、薏米、大米淘洗干净后用清水泡发 1 小时；山药去皮洗净，切成小块，备用。

2. 取锅注水，放入泡发好的食材和山药，大火煮沸后转中火煮 40 分钟；加入盐，拌匀即可。

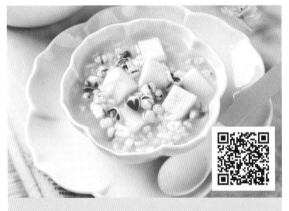

【功效】本品具有益气补血的功效。

海带丝拌菠菜

材料
海带丝 230 克，菠菜
85 克，胡萝卜 25 克，
蒜末少许

调料
盐、鸡粉各 2 克，生抽、
芝麻油各适量

做法

1. 海带丝洗净切段；胡萝卜洗净去皮，切成丝。再分别将海带段、胡萝卜丝和菠菜焯至断生。

2. 取一个大碗，倒入海带段、胡萝卜丝、菠菜及所有的调味料，拌匀后盛入盘中即可。

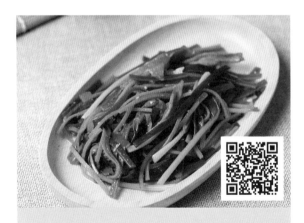

【功效】本品具有养心通脉的功效。

心律不齐

病症简介 心律不齐指心律起源部位、心搏频率与节律或冲动传导等发生异常，即心脏的跳动速度或节律发生改变。正常心律起源于窦房结，频率60次/分钟～100次/分钟（成人）。

【宜吃食物】

白果　　田七　　红枣　　莲子

这些中药食材能有效滋补心肝，有助于心律不齐患者的治疗。

酸枣仁　　菠菜　　小米　　猪心

这些食物养心安神、活血补气，能有效缓解心律不齐、短气疲乏的症状。

【忌吃食物】

辣椒　　洋葱

这些食物辛辣、刺激，有兴奋神经中枢的作用，可刺激心跳，加重心律不齐的病情。

包菜　　韭菜　　红薯　　生萝卜

这些食物容易引起腹部胀气，会影响心脏的活动，加剧心悸、心烦失眠的病情。

【饮食原则】

1. 心律不齐患者宜选用具有修复心肌纤维功能的中药食材，如田七、丹参、黄芪、红花、天麻、何首乌、绞股蓝、白果等。

2. 宜选用具有减慢心动频率的中药食材，如莲子、白术、远志、万年青、酸枣仁、柏子仁、红枣、荞麦等。

3. 限制肥肉、动物内脏、动物油、鸡肉、蛋黄、螃蟹、鱼子等高脂肪、高胆固醇食物的摄入，这类食物食用后容易使血脂升高，增加血液粘稠度，影响心脏的血液供应，从而加重心律不齐的病情。

4. 忌喝酒类、浓茶、咖啡及进食辛辣刺激的食物。

田七红枣粥

材料

田 七 10 克，大 米 100 克，红枣 10 克

调料

糖适量

做法

1. 先将大米淘洗干净后泡发 1 小时；红枣洗净去核，田七洗净切碎，备用。

2. 取锅注入适量清水，放入大米、红枣、田七，大火煮沸后转中火煮 1 小时，加入糖调味即可。

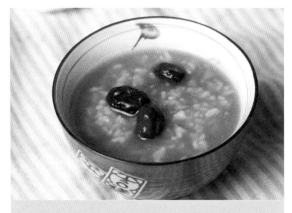

【功效】本品具有滋补心脏的功效。

白果薏米粥

材料

水发薏米、水发大米各 80 克，白果 30 克，枸杞 3 克

调料

盐 3 克

做法

1. 砂锅注水烧开，倒入薏米、大米，拌匀，大火烧开后转小火煮 30 分钟至米熟软。

2. 锅中加入白果、枸杞，拌匀，用小火续煮 10 分钟至食材熟软，加入盐，搅拌至入味即可。

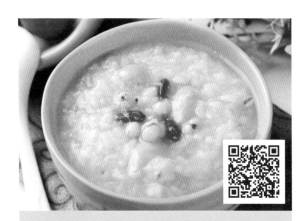

【功效】本品具有养心润肺的功效。

心肌炎

病症简介　心肌炎是指心肌中发生的急性、亚急性或慢性的炎性病变。其病因主要是病毒感染。最常见的是病毒性心肌炎，其中又以肠道病毒，尤其是柯萨奇病毒感染最多见。

【宜吃食物】

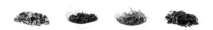

苦参　　丁香　　金银花　　败酱草

这些中药材具有抵抗柯萨奇病毒作用，对心肌炎有一定的疗效。

冬菇　　牛肉　　鱼类　　蛋类

这些食物能有效补充身体的蛋白质，增强体质，能缓解心慌、胸闷、气短等症状。

【忌吃食物】

洋葱　　芥末　　韭菜　　大蒜

这些辛辣性食物可刺激心脏，提高机体的新陈代谢，使心肌的耗氧量增加，加重心肌炎的病情。

【饮食原则】

1.宜服用丹参、赤芍、生地、田七等，具有修复心肌纤维作用的药材。

2.宜选用具有抗炎杀菌作用的中药食材，如黄柏、蒲公英、马齿苋、绿豆等。

3.宜食含维生素丰富的新鲜蔬菜和水果，如苹果、橙子、香蕉、柚子、猕猴桃、草莓等。

4.宜食含锌高的食物，如牡蛎、蚝、蚌、花生、萝卜、小米、大白菜等。

5.宜食含硒高的食物，如紫薯、蘑菇、虾类等。

6忌食高脂肪的食物及腥臊发物，如肥肉、动物油、鸡肉、黄鱼、带鱼、鳝鱼、黑鱼、虾、蟹等。这些脂类物质在体内堆积，沉积在动脉内膜，容易引发动脉硬化，增加心脏的负担。

7.忌含酒精、咖啡因的饮料，它们会损伤心肌细胞、刺激心脏，如白酒、啤酒、浓茶、咖啡、可乐等。

8.忌吃韭菜。韭菜含有大量的粗纤维，如果大量摄入则不容易消化，会在胃肠道里产生大量的气体，导致腹部胀气，影响心脏活动，不利于患者康复。

丁香绿茶

材料

丁香 20 克，绿茶 20 克

做法

1. 取一干净的茶杯，放入丁香、绿茶，倒入温水，把茶叶清洗片刻，倒掉冲洗过的温水。

2. 杯中再注入适量开水，至八九分满。

3. 盖上杯盖，泡约 10 分钟，至其析出有效成分，即可饮用。

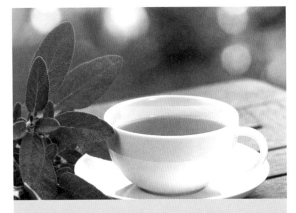

【功效】本品具有抗病强身的功效。

生地山药汤

材料

生地 5 克，山药 100 克，姜片少许

调料

盐、鸡粉各2克,料酒、食用油各适量

做法

1. 洗好去皮的山药切成片，备用。

2. 用油起锅，放入姜片，淋入料酒，倒入适量清水，放入生地、山药，煮至沸，煮约 2 分钟至食材熟透，加入盐、鸡粉，拌匀调味即可。

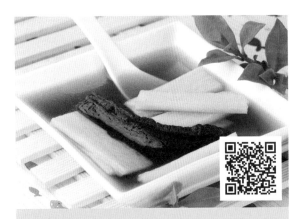

【功效】本品具有益气补血的功效。

中风后遗症

病症简介 中风后遗症是指中风经治疗后遗留下来的口眼歪斜、语言不利、半身不遂等症状的总称。常因本体先虚、肢体失养所致。

【宜吃食物】

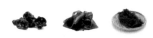

木耳　　海带　　紫菜

这些具有益气、化淤、通络作用的食物，能缓解中风后遗症的病情。

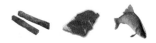

山药　　牛肉　　鲫鱼

这些食物具有健脾补肺、益气补肾的功效，对中风后遗症有食疗作用。

【忌吃食物】

狗肉　　肥猪肉

这些食物含高脂肪、高胆固醇，食用会加速血管硬化，加重脑缺血缺氧，不利于脑健康。

辣椒　　生姜　　胡椒　　浓茶

这些辛辣、刺激性强的食物，具有兴奋作用，易使血压升高，更甚者可导致脑出血，对中风后遗症患者不利。

【饮食原则】

1.宜多吃具有养血活血、化瘀通络功效的药材，如当归、川芎、红花、桃仁、天麻、钩藤、鸡血藤、地龙、黄芪等。
2.适当选用具有降脂、降压、软化血管和有补益作用的食物，如芹菜、白萝卜、木耳、葡萄、醋等。
3.油炸、油煎或油酥的食物要少吃。
4.胆固醇含量高的食物要少吃，如肥肉、肥牛等。
5.忌高盐饮食，摄取过量的盐会使人体内的水分滞留，引起血压上升。

牛肉芹菜鸡蛋汤

材料
牛肉 300 克，鸡蛋 65 克，芹菜丁 100 克，番茄丁 50 克

调料
料酒 5 克，盐 2 克

做法

1. 牛肉洗净，剁碎；鸡蛋打入碗中搅散，备用。

2. 锅中注水，放入牛肉，用小火炖 30 分钟；加入芹菜丁、番茄丁、料酒再炖 30 分钟；将鸡蛋液淋入汤内，加盐调味，搅匀后盛出即可。

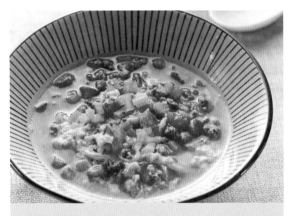

【功效】本品具有健脾补肺的功效。

上汤冬瓜

材料
冬瓜 300 克，金华火腿、瘦肉各 20 克，香菇、鸡汤各适量

调料
盐 2 克，鸡粉 3 克，水淀粉适量

做法

1. 瘦肉、火腿洗净切丝；香菇洗净去蒂切丝。冬瓜洗净去皮，切片，装盘，放入蒸锅中蒸熟。

2. 炒锅中倒入鸡汤、火腿、瘦肉、香菇、盐、鸡粉和清水煮热；倒入水淀粉拌匀，浇在冬瓜上。

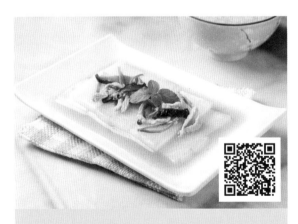

【功效】本品具有通络化瘀的功效。

脑梗塞

病症简介 脑梗塞是指脑动脉出现粥样硬化和形成血栓，使管腔狭窄甚至闭塞，导致脑组织缺血、缺氧、坏死。脑梗死患者多为 50 ~ 60 岁以上的人群。

【宜吃食物】

红花　　山楂　　菊花

这些药材能行气活血、温通经络，适合脑梗塞患者食用。

黑莓　　蓝莓　　苹果

这些水果能改善脑部血循环，增加脑血流量，缓解脑梗塞患者的病情。

【忌吃食物】

羊肝　　肥肉　　腊肠　　鸭蛋黄

这些食物内的脂肪、胆固醇会沉积在动脉内膜，易引起血管硬化、闭塞等，对脑梗塞患者不利。

【饮食原则】

1. 脑梗塞患者宜选用具有增强血管弹性的中药材和食材，如天麻、白术、川芎、葡萄、李子等。

2. 宜选用具有增加脑血流量的中药材和食材，如绞股蓝、桂枝、葛根、杏仁、丹参、鲮鱼、豆腐、黄豆等。

3. 宜食用具有益气、化淤、通络作用的药材和食物，如决明子、海带、紫菜、冬瓜、玉米、奶制品、蜂蜜、无花果、香蕉等。

4. 慎食高糖的食物，如冰糖、白糖、巧克力、冰淇淋等。若摄入的糖分超过人体的需要，多余的热量会在体内转化为脂肪堆积起来，引起代谢紊乱，久而久之，就可能导致动脉硬化。

5. 忌食辛辣、刺激性强的食物，如辣椒、花椒、茴香、白酒等。

【特别注意】处于恢复期和后遗症期的患者，应坚持进行有效的药物治疗和饮食调节，并进行相关的康复训练，同时控制好血压、血脂等危险因素。

山楂决明菊花茶

材料
菊花、干山楂各 25
克，熟决明子 30 克

调料
蜂蜜 25 毫升

做法

1. 碗中放入菊花，倒入清水，清洗片刻，捞出。

2. 砂锅注水烧开，倒入干山楂、菊花、熟决明子，
   拌匀，用大火煮 5 分钟至析出有效成分。

3. 关火后焖 5 分钟至入味，盛出加入蜂蜜即可。

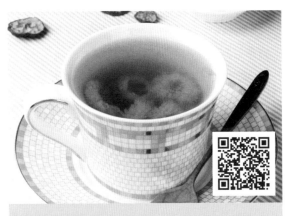

【功效】本品有行气活血、降低血脂的功效。

枸杞芹菜炒香菇

材料
芹菜 120 克，鲜香菇
100 克，枸杞 20 克

调料
盐、鸡粉各 2 克，水
淀粉、食用油各适量

做法

1. 鲜香菇洗净切片；芹菜洗净切段，备用。

2. 用油起锅，倒入香菇，炒出香味；放入芹菜，
   炒匀；注入少许清水，炒至食材变软；撒上
   枸杞，翻炒；加盐、鸡粉、水淀粉，炒匀调味
   即可。

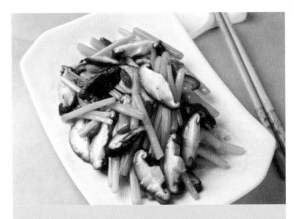

【功效】本品具有益气通络的功效。

贫血

病症简介　在一定容积的循环血液内红细胞计数、血红蛋白量以及红细胞压积均低于正常标准称为贫血。成年男子的血红蛋白低于 12.5 克/dl，女子的低于 11.0 克/dl，则为贫血。

【宜吃食物】

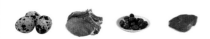

鹌鹑蛋　　瘦肉　　红枣　　牛肉

这些食物含铁量较高，能够补充铁质，促进血红蛋白的合成，能有效治疗缺铁性贫血。

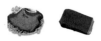

猪肝　　猪血

动物内脏、血中含有丰富的铁和各种营养素，有助于血红蛋白的合成，日常食用对贫血患者有益。

【忌吃食物】

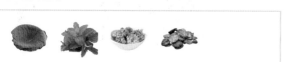

荷叶　　薄荷　　菊花　　槟榔

这些食物生冷寒凉，易引起腹泻，加剧铁的流失，贫血患者不宜食用。

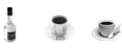

白酒　　浓茶　　咖啡

这些饮品刺激性强，阻碍机体对铁的吸收，也会影响造血功能，加重贫血。

【饮食原则】

1. 贫血患者宜选用具有增加血红蛋白浓度作用的中药材和食材，如当归、人参、党参、海参、香菇、芝麻、樱桃、黄豆、杏仁、木耳、荞麦、燕麦等。
2. 宜选用具有促进红细胞生成的中药材和食材，如阿胶、茯苓、银耳、鸡肉、鸡血、菠菜等。
3. 宜选用富含维生素 C 的绿色蔬菜和瓜果，如茄子、西红柿、土豆、红薯、草莓、柑橘、柿子等。
4. 慎食碱性食物，如馒头、荞麦面、高粱等。贫血患者过多地食用碱性食物，就会在体内形成碱性的环境，从而影响人体对铁质的吸收。

红枣枸杞蒸猪肝

材料
猪肝 200 克，红枣、枸杞、葱花、姜丝各适量

调料
盐、干淀粉、生抽、料酒、食用油各适量

做法

1. 将红枣洗净去核；猪肝洗净切片，放入所有调料和姜丝，拌匀腌渍。

2. 蒸锅注水烧开，放入装有猪肝、红枣、枸杞的蒸盘，蒸约 10 分钟至熟；取出撒上葱花即可。

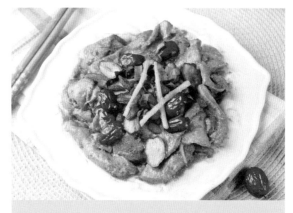

【功效】本品具有保肝护肾的功效。

黄豆酱烧茄子

材料
茄子 250 克，蒜瓣、香菜各适量

调料
黄豆酱、生抽、白糖、食用油各适量

做法

1. 将茄子洗净切块，放清水内泡 5 分钟，捞起。

2. 锅烧热放油下蒜瓣炒香，放入茄子煸炒至软，加入黄豆酱、生抽和一小碗水，焖煮几分钟。

3. 加入香菜、白糖，翻炒入味后关火盛出即可。

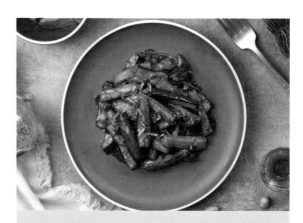

【功效】本品具有增强体质的功效。

眩晕

病症简介 眩晕的主观症状是一种运动纪觉或运动错觉，是患者对于空间关系的定向感觉障碍或平衡感觉障碍。患者会感到外界环境或自身在旋转移动或摇晃。

【宜吃食物】

牛肉　　　核桃　　　黑豆　　　何首乌

这些食物益气养血、补益心脾，对于降低头晕感觉有好处，对眩晕症患者有益。

冬瓜　　　小米　　　西红柿

这些食物清淡利湿，能理气、解郁，可有效缓解眩晕的症状。

【忌吃食物】

狗肉　　　人参

这些甘温辛辣、助热上火的食物，会加重头晕的症状，不利于眩晕患者的康复。

胡椒　　　姜　　　白酒　　　辣椒

这些食物或饮品均为辛辣香燥、破气耗气之物，会阻碍机体气血的运行，导致眩晕病情加重。

【饮食原则】

1.多食用有利于调理气血、补益心脾的食物，如乌鸡、牛奶、山药、菠菜、猕猴桃、金橘等。

2.忌吃鹅肉、蜂蜜、桂圆、荔枝等滋腻助痰的食物，这些食物会导致血管的堵塞，不利于血液的流通，从而影响人们的日常活动，对眩晕患者更为不利。

【特别注意】 眩晕患者应遵医嘱，进行药物治疗和营养调理。日常生活中应注重精神调养，保持积极乐观的情绪，这样能有效预防眩晕症发作和减轻发作次数。

莴笋炒瘦肉

材料

莴笋 200 克，瘦肉 120 克，葱段、蒜末各少许

调料

盐、料酒、生抽、水淀粉、食用油各适量

做法

1. 将莴笋去皮洗净切丝；瘦肉洗净切丝，加入少许盐、料酒、生抽、水淀粉、食用油，拌匀腌渍。

2. 起油锅，倒入肉丝炒至转色，倒入葱段、蒜末、莴笋炒匀；加入盐、清水、水淀粉炒匀勾芡盛出。

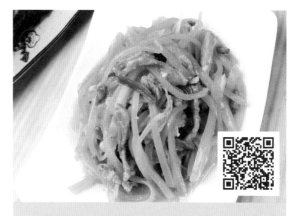

【功效】本品具有调理气血的功效。

牛肉炒菠菜

材料

牛肉 150 克，菠菜 85 克，葱段、蒜末各少许

调料

盐、料酒、生抽、水淀粉、食用油各适量

做法

1. 将菠菜洗净切长段；牛肉洗净切薄片，加入少许盐、料酒、生抽、水淀粉、食用油，拌匀腌渍。

2. 起油锅，放入牛肉炒至转色；倒入葱段、蒜末、菠菜，炒匀；加入少许盐，炒匀盛出。

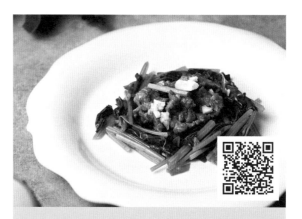

【功效】本品具有益气补血的功效。

高血压

病症简介 高血压是指在静息状态下动脉收缩压和（或）舒张压增高，常伴有心、脑、肾、视网膜等器官功能性或者器质性改变以及脂肪和糖代谢紊乱等现象。

【宜吃食物】

糙米　　玉米　　小米　　绿豆

这些膳食纤维含量高的食物，可加速胆固醇排出，能有效缓解高血压的症状。

荠菜　　芹菜　　苦瓜　　马齿苋

这些绿色蔬菜有降血糖、降血压的功效，多吃对高血压患者有利。

【忌吃食物】

肥猪肉　　火腿　　动物内脏

这些食物的热量、脂肪含量很高，容易诱发肥胖，不利于高血压的病情控制。

羊肉　　　狗肉

这些高蛋白质的食物，过食会引起血压波动，高血压患者不宜食用。

【饮食原则】

1. 高血压患者宜选用具有降低胆固醇作用的中药材和食材，如黄精、决明子、山楂、灵芝、枸杞、杜仲、玉米须、大黄、何首乌、黑芝麻、黄豆、南瓜等。
2. 宜选用具有清除氧自由基作用的中药材和食材，如苍耳子、女贞子、丹参、五加皮、洋葱、蘑菇、禽蛋等。
3. 维生素、钾等矿物质含量高的食物有降血压的功效，可多食用，如芦笋、莴笋、苹果、梨、西瓜等。
4. 慎食含盐量高的食物，如雪里蕻、咸鸭蛋、松花蛋、酱油、苏打饼干等。
5. 忌食性温热、辛辣刺激的食物，如榴莲、辣椒等。

芦笋萝卜冬菇汤

材料
排骨、冬菇、白萝卜、
胡萝卜、芦笋各适量

调料
盐、鸡粉各 2 克

做法

1. 将白萝卜、胡萝卜去皮洗净切块；芦笋洗净切段；冬菇洗净去柄，切块；排骨洗净焯水，备用。

2. 砂锅注水，倒入排骨、白萝卜、胡萝卜、冬菇，小火煮 1 小时；倒入芦笋煮软，加入调料即可。

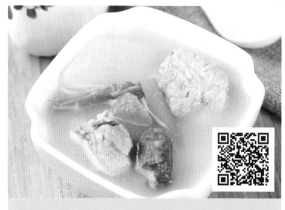

【功效】本品具有降低血压的功效。

玉米须决明菊花茶

材料
玉米须 10 克，决明子 10 克，菊花 5 克

做法

1. 砂锅中注入适量清水烧开，放入洗净的玉米须，倒入备好的决明子，加入洗净的菊花，搅拌匀。

2. 盖上盖，煮沸后用小火煮约 10 分钟，至其析出有效成分；揭盖，用大火略煮一会儿。

3. 关火后盛出，滤取茶汁，装入杯中即可。

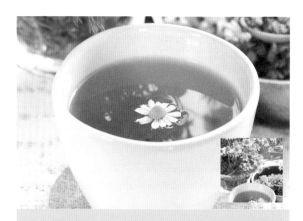

【功效】本品具有降低血糖的功效。

脑血管硬化

病症简介 脑血管硬化是中枢神经系统的常见病，由脑部血管弥漫性粥样硬化、管腔狭窄及小血管闭塞等使脑部的血流供应减少所引起的。

【宜吃食物】

茄子　　醋

茄子具有抗氧化功能，可预防血管硬化；醋具有活血散瘀的功效，血管硬化患者食用有益。

  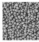

木耳　　金橘　　大豆

这些食物能降低血脂和胆固醇，适用于治疗心脑血管疾病。

【忌吃食物】

糖果　　土豆　　甜点

长期摄入过量的糖量，多余的热量会转化为脂肪堆积起来，而脂肪代谢紊乱会导致动脉硬化。

辣椒　　胡椒　　芥末

这些辛辣的调味品会刺激心血管系统，导致脑部血流供应减少，从而加重病情。

【饮食原则】

1. 脑血管硬化患者宜选用具有抗血小板凝集功能的中药材和食材，如赤芍、昆布、桃仁、丹参、蒲黄、当归、五灵脂、大蒜、洋葱等。
2. 宜选用具有改善血液循环功能的中药材和食材，如川芎、益母草、红花、白果、桑叶、马齿苋、蜂蜜等。
3. 可选择具有益气和血、化浊通络作用的食物，如山药、红薯、南瓜、山楂、柑橘、草莓、香蕉、洋葱等。
4. 狗肉、猪肝、鸭蛋、熏肉等过量脂类物质在体内的堆积，会引起血管硬化、血管闭塞等症状，应忌食。

柠檬薏米水

材料

水发薏米 100 克，柠檬片 3 片

做法

1. 砂锅注水烧开，倒入洗净的薏米，搅匀，烧开后用小火煮约 45 分钟，至米粒变软。
2. 揭盖，搅拌几下，关火后盛出，再放入备好的柠檬片，浸泡一会儿即可。

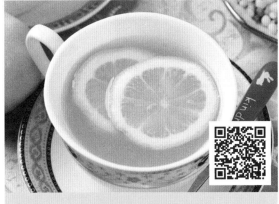

【功效】本品具有改善血液循环的功效。

花生芝麻蒸茄子

材料

茄子 350 克，花生、芝麻、蒜末、葱花各适量

调料

盐、鸡粉、生抽、芝麻油、辣椒酱各适量

做法

1. 茄子洗净切块，装蒸盘上，放进蒸锅蒸熟。
2. 将茄子倒入碗中，加入生抽、盐、鸡粉、蒜末、芝麻油、辣椒酱，拌匀，装盘后撒上花生、芝麻、葱花即可。

【功效】本品具有调节血压的功效。

心绞痛

病症简介 心绞痛是冠状动脉供血不足，心肌急剧的、暂时缺血与缺氧所引起的以发作性胸痛或胸部不适为主要表现的临床综合症。

【宜吃食物】

大蒜　　洋葱　　山楂　　黑木耳

这些食物能有效改善血管，有利于心绞痛病人病情的改善。

海鱼　　大豆　　菇类　　柑橘

这些食物所含镁元素和维生素 C 丰富，有益于心绞痛病症的防治。

【忌吃食物】

辣椒　　胡椒

这些性味辛温燥烈的食物，使心跳加快，加重心肌缺血缺氧。

鱼子　　螃蟹　　动物肝脏

这些富含胆固醇的食物，可升高血浆中的胆固醇，不利于改善心绞痛病情。

【饮食原则】

1. 多吃富含维生素和膳食纤维的食物，如新鲜蔬菜、水果、粗粮等，能有效改善血管环境，避免供血不足的情况。

2. 多吃降血糖的食物，如紫菜、海带、芝麻等，有利于改善心绞痛的症状。

3. 心绞痛患者每天的盐摄入量应控制在 6 克以下。因为盐的主要成分是氯化钠，长期大量食用氯化钠，会使血压升高、血管内皮受损。

4. 少吃脂肪含量高的食物。高脂饮食会增加血液黏稠度，增高血脂，高脂血症是心绞痛的诱因。

5. 戒烟戒酒。烟酒会诱发心绞痛与急性心肌梗死。

蒸三文鱼

材料
三文鱼 150 克，洋葱
香菇、姜丝各适量

调料
水淀粉、酱油各适量，
白糖少许

做法

1. 洋葱洗净切丝；香菇洗净切片；三文鱼洗净切块，装蒸盘中，铺上洋葱、香菇、姜丝。

2. 放锅中蒸约 7 分钟至熟，取出；汤汁倒进炒锅，放酱油、白糖、水淀粉勾芡后淋在三文鱼上。

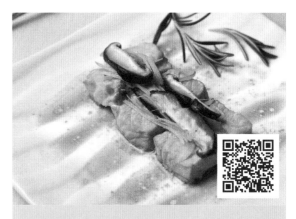

【功效】本品具有增强体质的功效。

猕猴桃刀豆沙拉

材料
猕猴桃、圣女果、刀
豆、杏仁、葡萄干各
适量

调料
沙拉酱适量

做法

1. 将猕猴桃去皮切块；圣女果洗净切块；刀豆两边的筋撕去后洗净，焯水沥干后切片，备用。

2. 取盘子，放入猕猴桃、杏仁、圣女果、葡萄干和刀豆，挤入沙拉酱，搅匀后即可食用。

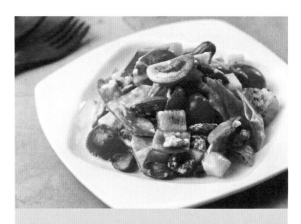

【功效】本品具有改善血管环境的功效。

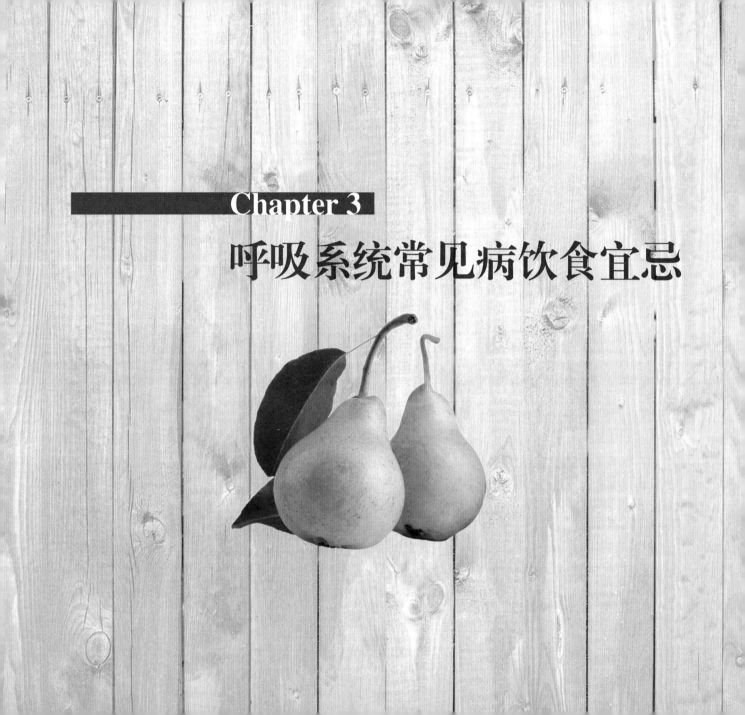

Chapter 3
呼吸系统常见病饮食宜忌

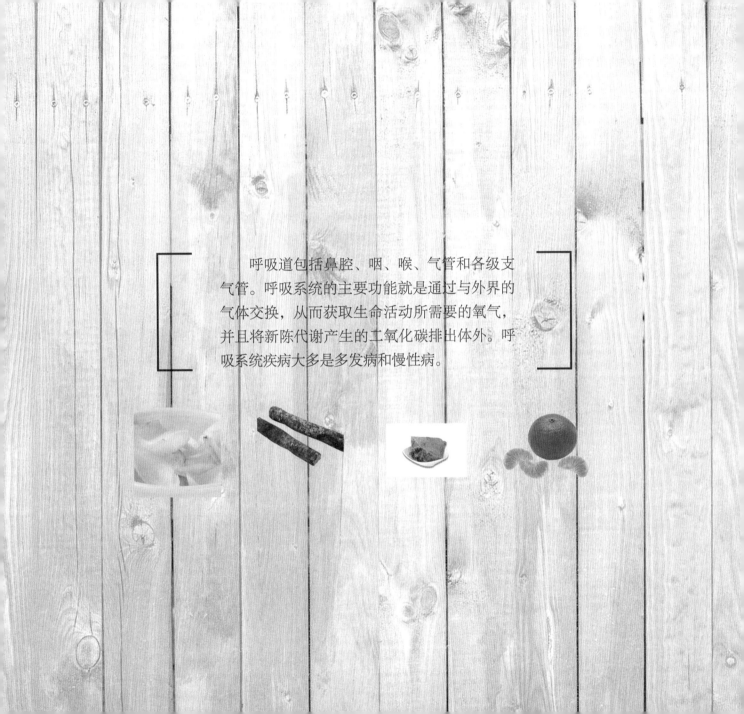

呼吸道包括鼻腔、咽、喉、气管和各级支气管。呼吸系统的主要功能就是通过与外界的气体交换，从而获取生命活动所需要的氧气，并且将新陈代谢产生的二氧化碳排出体外。呼吸系统疾病大多是多发病和慢性病。

风寒型感冒

病症简介 风寒型感冒以鼻塞、流涕、喷嚏、头痛、发热等为特征，四季皆有，以冬、春季节为多见。临床表现为怕冷、无汗、四肢酸痛、声重、咳嗽、苔薄白、脉浮紧等。

【宜吃食物】

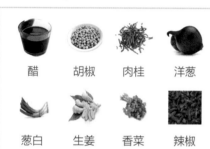

| 醋 | 胡椒 | 肉桂 | 洋葱 |

| 葱白 | 生姜 | 香菜 | 辣椒 |

这些食物具有发散风寒的作用，能缓解风寒型感冒患者的症状。

【忌吃食物】

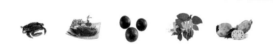

| 螃蟹 | 鸭肉 | 罗汉果 | 金银花 | 莲藕 |

这些食物性凉、生冷，会加重风寒型感冒患者怕冷、头痛等症状。

【饮食原则】

1. 风寒型感冒患者应选择具有发散风寒、辛温解表作用的药材和食物，如白芷、桑叶、砂仁、紫苏、大蒜、花椒等。

2. 风寒型感冒为感受风邪、营卫不和所致，患者勿食性味寒凉的食物，如薄荷、红薯、丝瓜、胡萝卜、豆腐、绿豆芽、田螺、螺蛳、蚌肉、蚬肉、柿饼、葡萄、香梨等。

3. 忌食滋补、油腻、酸涩类的药材和食物，如黄芪、麦冬、人参、胎盘、阿胶、各种海鱼、虾子、螃蟹、猪肉、鸭肉、鸡肉、羊肉、糯米饭、龙眼肉、石榴、乌梅，以及各种粘糯的甜点食品。

4. 风寒感冒患者要忌冷饮。

【特别注意】 ①患感冒后要适当休息，减少户外活动。②室内要保持清洁，多通风。③保持双手干净，双手被呼吸系统分泌物弄脏后应立即洗手。④风寒感冒患者可捂被闷头睡一觉，待汗液排出后，洗个热水澡。

酱爆大葱羊肉

材料
羊肉片 130 克,大葱
段 70 克

调料
盐、水淀粉、黄豆酱、
料酒、食用油各适量

做法

1. 羊肉片装碗,加入盐、料酒、水淀粉、食用油,
   拌匀,腌渍入味。
2. 热锅注油,倒入羊肉炒至转色;加入黄豆酱、
   大葱,翻炒入味,盛出即可。

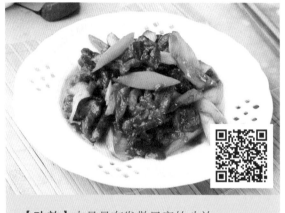

【功效】本品具有发散风寒的功效。

葱白炖姜汤

材料
姜片 10 克,葱白 20 克

调料
红糖少许

做法

1. 砂锅中注入适量清水烧热,倒入备好的姜片、
   葱白,拌匀,烧开后用小火煮约 20 分钟至熟。
2. 放入红糖,拌匀,关火后盛出即可。

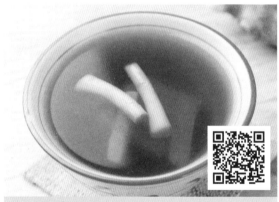

【功效】本品具有辛温解表、缓解感冒症状
的功效。

风热型感冒

病症简介 中医认为，风热型感冒是感受风热之邪所致的表证。四季皆有，以春、秋两季为多。临床表现为不怕冷、发热较重、头胀痛、面赤、咽喉红肿疼痛等。

【宜吃食物】

苹果　　枇杷　　柑橘　　橙子

猕猴桃　　草莓　　无花果

这些水果富含维生素C，可增强人体免疫力，能有效改善风热型感冒患者发热、咽喉疼痛的病症。

【忌吃食物】

胡椒　　辣椒　　生姜　　肉桂

这些性味辛辣、刺激性强的食物，食用后加助发热上火，不利于风热型感冒患者食用。

【饮食原则】

1. 风热型感冒患者应选择具有清热利咽、辛凉解表作用的食物，如旱芹、空心菜、苋菜、红薯、黄瓜、马兰头、丝瓜、绿豆芽、苦瓜、百合、白菊花、香梨、柿子、香蕉、西红柿等。

2. 忌吃性热温补的食物，如狗肉、羊肉、鸡蛋、海参、荔枝、桂圆、樱桃、大枣等。因性热食物会使人体内的热量增加，风热型感冒患者食用会加重病情。

3. 忌食滋补、油腻、酸涩的药材和食物，诸如黄芪、黄精、麦冬、人参、胎盘、阿胶、各种海鱼、虾子、螃蟹、鸭肉、糯米饭、龙眼肉、石榴、乌梅、以及各种粘糯的甜点食品。

【特别注意】①日常要注意保持室内通风凉爽，使空气清新，但不要直接吹风。②感冒会引起上呼吸道感染或者下呼吸道感染，烟对气管和肺的伤害会加重感冒症状，因此，感冒期间不宜吸烟。③发热身痛者应卧床休息，发热口渴时可以用温开水或清凉饮料补充津液，高热者可以温水擦浴。

腰果炒空心菜

材料
空心菜 100 克，腰果
70 克

调料
盐、鸡粉、水淀粉、
食用油各适量

做法

1. 腰果洗净焯水，沥干后放进注油的锅中，用小火炸 6 分钟至其散出香味，捞出沥干，备用。

2. 将空心菜洗净焯水沥干，倒入油锅，加盐、鸡粉炒匀；用水淀粉勾芡，盛出放上熟腰果即可。

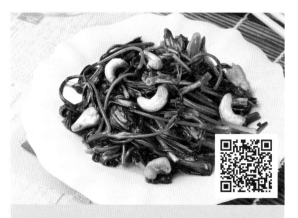

【功效】本品具有清热解毒的功效。

川贝枇杷汤

材料
枇杷 40 克，雪梨 20
克，川贝 10 克

调料
白糖适量

做法

1. 洗净去皮的雪梨去核，切成小块；洗净的枇杷去蒂，切开去核，再切成小块，备用。

2. 锅中注水烧开，放入枇杷、雪梨和川贝拌匀，用小火煮 20 分钟至熟透；加入白糖，拌匀即可。

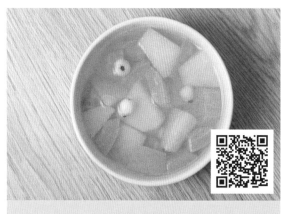

【功效】本品具有养心润肺的功效。

暑湿型感冒

病症简介 暑湿型感冒多发生在夏季伏天，因天气炎热时人们怕热贪凉，如在露天处睡觉、多食寒凉食物等，导致身体受到暑湿之邪入侵。临床表现为发热、汗少、鼻塞流浊涕等。

【宜吃食物】

扁豆　　冬瓜　　西瓜　　丝瓜

这些清淡利湿的蔬果，能清暑、祛湿，有助于缓解暑湿型感冒患者的症状。

【忌吃食物】

桂圆　　青枣　　狗肉　　羊肉

这些食物温补燥热，不利于改善暑湿型感冒患者的病症。

胡椒　　花椒　　甲鱼　　鸡蛋

辛辣刺激的调味品或富含蛋白质的食物都过于滋补香燥，不利于消化，阻碍营养吸收，会加重感冒。

【饮食原则】

1.应多饮水，每天摄入液体总量在2 500~5 000毫升之间，有助于退热发汗，排除毒素。可饮用开水、清淡的菜汤以及新鲜的果汁，如西瓜汁、梨汁、甘蔗汁、藕汁、稀粥、蛋汤、牛奶、豆浆等。

2.暑湿的治疗原则是清暑化湿，常见清暑化湿的中草药有甘草、滑石、薏米、厚朴、半夏、茯苓、苍术、香薷、青蒿、佩兰、藿香等。

3.暑湿性感冒患者应选择具有清暑祛湿解表作用的食物，如绿豆、苦瓜等。

4.应多食用富含维生素的蔬菜、水果。

5.吃些易消化的清淡食物，如米糊、面汤、藕粉等，限制肉、蛋等蛋白类食物。

6.勿进食辛辣燥热、香燥助火的食物，如桂圆、荔枝、羊肉等。暑湿型感冒为夏季暑湿之气过盛，侵入人体所致，食用辛温燥热的食物会加重病情症状。

【**特别注意**】夜间睡觉要注意避免风寒，室内冷气开放的温度不宜太低，以与室温相差5 ~ 7摄氏度为佳，一般应为27摄氏度左右。

西瓜皮煲薏仁

材料
西瓜皮 120 克，水发绿豆
95 克，水发薏米 100 克

调料
白糖适量

做法

1. 将洗净的西瓜皮切成丁，备用。
2. 砂锅注水烧开，倒入薏米、绿豆、西瓜丁搅散，烧开后转小火煲煮约 65 分钟，至食材熟透。
3. 加入白糖，搅匀至溶化，盛出即可。

【功效】本品具有清热解毒的功效。

苦瓜菊花汤

材料
苦瓜 500 克，菊花 2 克

做法

1. 洗净的苦瓜对半切开刮去瓤籽，切块，备用。
2. 砂锅中注入适量的清水大火烧开，倒入苦瓜，搅拌片刻，倒入菊花，搅拌片刻，煮开后略煮一会儿至食材熟透。
3. 关火，将煮好的汤盛出装入碗中即可。

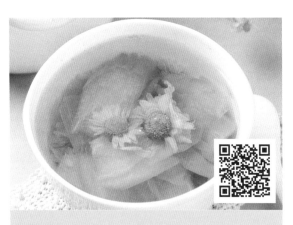

【功效】本品具有清暑祛湿的功效。

时行感冒

病症简介 时行感冒又称为流行性感冒，是流感病毒引起的急性呼吸道感染，起病急骤、传染性强、传播速度快，常可引起大流行。临床以恶寒、发热、头痛、全身酸痛为主要特征。

【宜吃食物】

山楂汁　鲜橙汁　红枣汁　猕猴桃汁

酸性果汁可保证身体水分的供给，也可促进胃液分泌，增进食物的消化与营养吸收，增强免疫力。

野菊花　金银花　板蓝根

这些药材具有抗炎、抗病毒的作用，能有效改善感冒症状。

【忌吃食物】

狗肉　鸡肉　牛肉

这些食物可伤气灼津、助火生痰，使痰不易咳出，加重流行性感冒患者的病情。

辣椒　芥末　咖喱粉　胡椒粉

这些调味品有强烈刺激性，对呼吸道黏膜不利，易引起鼻塞、呛咳等症状，加重病人的症状。

【饮食原则】

1. 多食含维生素 C、维生素 E 的食物，如西红柿、甜菜、黄瓜、鸡蛋、牛奶、苹果、葡萄、草莓、桔子等，能预防感冒的发生。

2. 患病期间饮食宜清淡少油腻，既满足营养的需要，又能增进食欲，可供给白米粥、小米粥、小豆粥，配合甜酱菜、大头菜、榨菜或豆腐乳等小菜。

3. 饮食宜少量多餐。若退烧食欲较好后，可改为半流质饮食，如面片汤、清鸡汤龙须面、小馄饨、菜泥粥、肉松粥、肝泥粥、蛋花粥等。

4. 忌甜腻食物。

5. 忌烧烤、煎炸类食物。

家常小炒黄瓜

材料

黄瓜110克，彩椒65克，蒜末、葱末各少许

调料

盐少许，鸡粉2克，生抽2毫升，水淀粉、食用油各适量

做法

1. 将黄瓜洗净去皮，切块；彩椒洗净切块，备用。
2. 锅中注油烧热，倒入蒜末、葱末、黄瓜，拌炒片刻；加入彩椒炒匀；加入少许清水、鸡粉、盐、生抽，拌炒至熟且入味；加水淀粉炒匀即可。

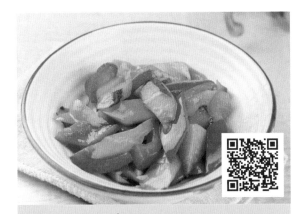

【功效】本品具有增强免疫力的功效。

红椒西红柿炒花菜

材料

花菜250克，西红柿120克，红椒10克

调料

盐、鸡粉各2克，白糖4克，水淀粉6毫升，食用油适量

做法

1. 洗好的西红柿切小瓣；洗净的花菜切小朵，焯水；洗净的红椒去籽，切成片，焯水；备用。
2. 起油锅，倒入花菜、红椒、西红柿，大火快炒；加入盐、鸡粉、白糖、水淀粉，炒匀入味即可。

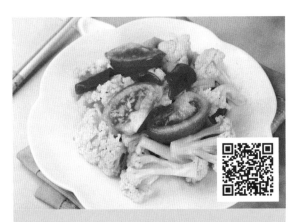

【功效】本品具有开胃消食的功效。

咳嗽

病症简介 咳嗽是呼吸系统中最常见的症状之一，当呼吸道黏膜受到异物、炎症、分泌物或过敏性因素等刺激时，即反射性地引起咳嗽。

【宜吃食物】

　梨　　　白萝卜　　红枣　　　银耳

这些食物有利肺气、润肺止咳的功效。

　百合　　白木耳　　山药　　　马蹄

这些食物有滋润呼吸道的作用，止咳效果好。

动物肝脏　鸡蛋　　牛奶

这些食物富含维生素A，能保护呼吸道粘膜。

【忌吃食物】

　带鱼　　虾　　　螃蟹

这些海鲜食物中所含的异类蛋白是最主要的过敏原，可引起过敏性咳嗽。

【饮食原则】

1. 饮食宜清淡，少盐少糖。
2. 日常以新鲜蔬菜为主，适当吃些豆制品，可少量食用猪瘦肉或禽、蛋类食物。
3. 在咳嗽期间，应尽量少吃辛辣刺激性食物。
4. 不吃或少吃煎炸食物，不吃冰淇淋、凉拌菜等冷冻食品或冷饮。
5. 多喝水可帮助稀释痰液，使痰易于咳出。

【特别注意】①污浊的空气对呼吸道粘膜会造成不良刺激，会加重咳嗽，因此，要保持室内空气新鲜。②尽量不要进行剧烈运动，防止咳嗽加剧。③保证充足的睡眠，以利于机体康复。

马蹄花菜汤

材料

马蹄肉 100 克, 花菜 150 克,鲜香菇20克, 甜椒、葱末各少许

调料

盐适量

做法

1. 马蹄肉洗净切成小块;花菜洗净切成小朵;鲜香菇洗净切片;甜椒洗净切成小块,备用。

2. 砂锅注水烧开,倒入除葱末外的材料拌匀,煮开后转小火煮 30 分钟;加盐、葱末,拌匀调味。

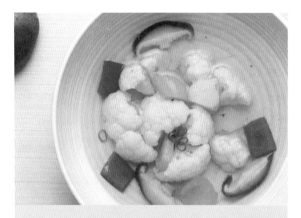

【功效】本品具有润肺止咳的功效。

罗汉果焖银耳

材料

罗汉果 1 个, 银耳 20 克,枸杞 6 克

调料

冰糖适量

做法

1. 银耳泡发后洗净切小朵;罗汉果剥出瓢瓤。

2. 锅内加入清水、罗汉果瓢瓤、冰糖,煮开后转小火煮约 20 分钟,捞出罗汉果瓢瓤;加入银耳、洗净的枸杞,煮开后转小火,直到煮出胶质。

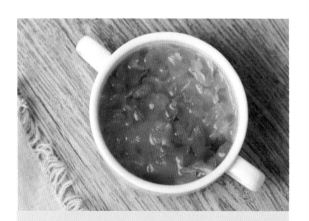

【功效】本品具有滋阴润肺的功效。

哮喘

病症简介 哮喘是一种慢性支气管疾病，病者的气管因为发炎而肿胀，呼吸管道变得狭窄，因而导致呼吸困难。哮喘分为内源性哮喘和外源性哮喘两种。

【宜吃食物】

猪肺　　枇杷　　梨　　白果

这些食物有补肾纳气、化痰止喘的作用，能有效缓解哮喘的症状。

陈皮　　佛手　　香附

这些中药材可松弛气道，改善哮喘患者的气管环境，有利于病情的康复。

【忌吃食物】

黄豆　　红薯　　韭菜

这些食物是容易引起胀气的食物，影响肺通气，加重哮喘患者呼吸困难的症状。

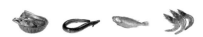

带鱼　　海鳗　　黄鱼　　虾

大多数的哮喘患者属于过敏体质，海鲜等"发物"可能是哮喘的过敏原，食用后会诱发哮喘。

【饮食原则】

1. 宜选择有抗过敏反应作用的中药材，如黄芩、防风、人参、西洋参、红枣、五味子、田七等。
2. 宜吃蛋白质含量高的食物，如鸡肉、牛奶、瘦肉、豆腐等。
3. 发病期要补充维生素和矿物质，宜吃生姜、青枣、白菜、西红柿等。
4. 忌食辛辣的调味品，如辣椒、芥末、大葱、蒜等。性温热之品食用后可助热生痰，加重哮喘的病情。
5. 忌酒精、碳酸饮料及冷饮，这些具有强烈刺激性的饮品进入血液后会使心跳加快，肺呼吸功能降低，会影响哮喘的病情。

芥菜瘦肉豆腐汤

材料
豆腐 350 克，芥菜
70 克，猪瘦肉 80 克

调料
盐、鸡粉各 3 克，食
用油、水淀粉各适量

做法

1. 芥菜切段；豆腐切块；猪瘦肉切片，装入碗中，加入少许盐、鸡粉、水淀粉、食用油，腌渍。

2. 起油锅，倒入芥菜段，炒至断生；注入清水大火煮沸；倒入豆腐块、肉片，煮至断生；加入少许鸡粉、盐，拌煮至入味；关火后盛出即可。

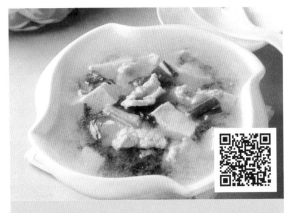

【功效】本品具有增强体质的功效。

杏仁猪肺粥

材料
猪肺 150 克，水发大
米 100 克，北杏仁、
姜片、葱花各少许

调料
盐、芝麻油各适量

做法

1. 猪肺洗净切块，放清水中加盐抓洗，再焯水。

2. 砂锅注水烧开，放入北杏仁、大米搅匀，用小火煮至大米熟软；倒入猪肺、姜片拌匀，用小火续煮至熟；放入盐、芝麻油、葱花，搅匀即可。

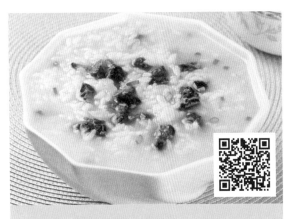

【功效】本品具有补肾纳气的功效。

肺炎

病症简介 肺炎又名肺闭喘咳和肺风痰喘，是指肺泡腔和间质组织的肺实质感染，通常发病急、变化快，合并症多，是内科、儿科的常见病之一。

【宜吃食物】

白果　　桂枝　　柴胡　　枇杷

这些中药食材有抑制肺炎球菌的作用，能缓解肺炎的症状。

鸡肉　　猪瘦肉　　牛肉　　豆腐

这些高热量、具有优质蛋白的食物，能有效增强体质，改善肺炎病情。

【忌吃食物】

肥肉　　油条

这些食物含有的脂肪比较难消化，阻碍了肺炎患者对其他营养物质的吸收，不利于提高免疫力。

石榴　　桃子　　杏　　李子

这些水果性甘温，肺炎患者食用后容易助湿生痰，从而加重肺炎患者的病情。

【饮食原则】

1. 肺炎患者宜选用有对抗葡萄球菌作用的中药食材，如菊花、鱼腥草、葱白、金银花、桑叶、牛蒡子、紫苏、川贝、海金沙、茯苓、木香等。
2. 宜吃性凉温补的食物，如大米、小麦、胡萝卜、香菇、木耳、芥菜、冬瓜、油菜、白萝卜、茼蒿、菠菜、苹果、葡萄、樱桃、菠萝、草莓、柠檬、柚子、枇杷等。
3. 辣椒、芥末等具有强烈的刺激性，可刺激呼吸道黏膜，使其高度充血、水肿，不利于慢性肺炎的病情，应避免食用。
4. 忌含咖啡因或生冷的饮料、食物。

润肺百合蒸雪梨

材料
雪梨 2 个，鲜百合
30 克

调料
蜂蜜适量

做法

1. 将洗净去皮的雪梨从四分之一处切开，掏空果核，制成雪梨盅；再装在蒸盘中，填入洗净的鲜百合，淋上蜂蜜，备用。

2. 蒸锅中放入蒸盘，蒸约 15 分钟至熟透即可。

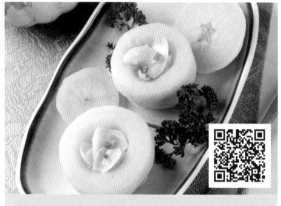

【功效】本品具有养心润肺的功效。

麦门冬煲老鸭

材料
鸭肉块 200 克，麦门
冬 15 克，姜片少许

调料
盐、鸡粉各 1 克

做法

1. 鸭肉块洗净焯水，装盘待用。

2. 砂锅注水，倒入鸭肉、麦门冬、姜片，拌匀，大火煮开后转小火煲煮 1 小时至熟软。

3. 加入盐、鸡粉，搅匀调味；关火后盛出即可。

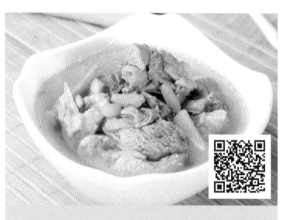

【功效】本品具有增强体质的功效。

肺结核

病症简介 肺结核由结核分枝杆菌引起，是严重威胁着人类健康的疾病。我国是世界上结核疫情最严重的国家之一。

【宜吃食物】

| 远志 | 苍术 | 白及 | 夏枯草 |

宜选用这些有抗结核杆菌作用的中药材，有助于肺结核患者的康复。

| 猪肺 | 银耳 | 白果 |

这些食材有增强肺功能的作用，有利于改善肺结核患者的病情。

| 梨 | 甘蔗 | 橘子 | 无花果 |

这些新鲜水果富含维生素，适量摄入可帮助机体恢复健康，同时能减少抗结核药的不良反应。

【忌吃食物】

| 黄花鱼 | 带鱼 | 虾 | 螃蟹 |

这些温补的海鲜，食用后易发生过敏症状，导致呼吸困难，对肺结核病人不利。

【饮食原则】

1.应当选择具有益气、养阴、润肺的食物,如玉竹、白果、燕窝、银耳、百合、山药、糯米、粳米、薏米、燕麦、花生、芝麻、玉米、黑木耳等。

2.吃些高蛋白营养滋补食品,如甲鱼、蚕蛹、鳗鱼、鳜鱼、鲍鱼、泥鳅、乌鱼、青鱼、鲫鱼、龟肉、蛤蜊、牡蛎、鸭肉、乌骨鸡、猪肉、牛肉、鹌鹑蛋、海参等。

3.忌食温补发物,如狗肉、鹅肉、公鸡、猪头肉、羊肉等。中医认为,肺结核患者多属阴虚火旺体质,食用这些温补发物,可积温成热、伤阴耗气,从而加重肺结核的病情。

4.忌食辛辣刺激的食物,如辣椒、胡椒、花椒、桂皮等。

玉竹烧胡萝卜

材料
胡萝卜85克，高汤300毫升，玉竹少许

调料
盐、鸡粉各2克，食用油适量

做法

1. 玉竹洗净切段；胡萝卜洗净去皮，切块，备用。
2. 用油起锅，倒入胡萝卜，炒匀炒香；加入高汤、玉竹，搅匀，烧开后用小火煮约10分钟至熟。
3. 加盐、鸡粉，炒匀调味，用大火收汁，盛出即可。

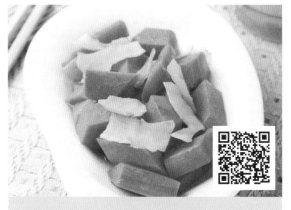

【功效】本品具有滋阴润肺的功效。

白果鸡丁

材料
鸡胸肉300克，彩椒60克，白果120克，葱段少许

调料
盐适量，鸡粉2克，水淀粉、料酒、食用油各少许

做法

1. 鸡胸肉切丁装入碗中，加少许盐、鸡粉、水淀粉、食用油拌匀腌渍；彩椒切块，和白果焯水。
2. 热锅注油，放入葱段、鸡肉，炒至变色；加白果、彩椒、料酒、盐、鸡粉，炒至食材熟透即可。

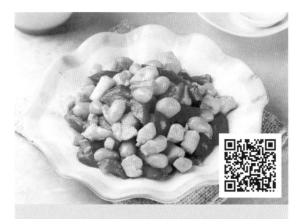

【功效】本品具有增强肺功能的功效。

肺癌

病症简介 肺癌是指原发生于支气管上皮细胞的恶性肿瘤，肺癌扩散转移的方式可归纳为局部浸润、血道转移、淋巴道转移和种植转移四种。

【宜吃食物】

泽泻　　　白芨　　　玉竹　　　百合

这些中药材能补益肺气，可改善肺癌患者的咳嗽症状。

罗汉果　　枇杷　　　枸杞　　　核桃

罗汉果、枇杷、枸杞均清热润肺，核桃有温肺和防止细胞老化的功效，日常食用能缓和肺癌病症。

【忌吃食物】

肥肉　　　香肠　　　糯米　　　甜点

这些食物不易消化，易损伤脾胃，内生痰湿，致使肺癌患者病情加重。

【饮食原则】

1. 饮食以清淡为主，营养要均衡。
2. 宜吃具有增强机体免疫、抗肺癌作用的食物，如薏米、冬虫夏草、燕窝、海参、粳米、菱角、鸭肉、山药、青枣、绿茶、花菜、大白菜、山楂、红枣、四季豆、香菇等。
3. 可适当食用补气养血的食物来滋养肺部，如鲜蔬菜、鲜水果等。
4. 忌吃油煎、烧烤类食物，如炸鸡、油条、薯片等，它们在高温油炸的过程中会产生大量的致癌物质，长期食用可能导致癌症的发生，肺癌患者食用后则容易加重病情。
5. 忌吃辛辣、刺激性食物，如葱、姜、辣椒等，肺癌患者食用后会刺激其支气管黏膜，使咳嗽、气喘症状加重。

【特别注意】 戒烟是最有效的预防肺癌的方法，同时肺癌患者切忌吸烟。因为烟草中有十余种化学致癌物质，如苯并芘、砷、亚硝胺、儿茶酚等。烟从口吸入，对肺有直接侵害作用。

冬虫夏草茶

材料

冬虫夏草 4 根

做法

1. 将冬虫夏草放进清水中稍微泡一下，用小毛刷刷干净泥土，备用。

2. 砂锅中注入适量清水烧开，放入备好的冬虫夏草，用大火煮开后转小火煮约 2 小时，至其析出有效成分。

3. 关火后盛出药茶，趁热饮用即可。

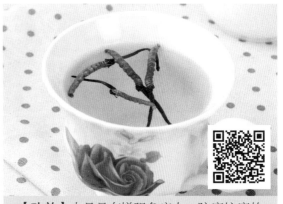

【功效】本品具有增强免疫力、防癌抗癌的功效。

金瓜炖素燕窝

材料

去皮南瓜 200 克，去皮冬瓜 185 克

调料

水淀粉、蜂蜜各适量

做法

1. 南瓜去除瓜瓤，切块；冬瓜切成粗丝，备用。

2. 砂锅注水烧开，倒入南瓜拌匀，烧开后转小火煮约 20 分钟至熟软；淋入水淀粉，拌匀，煮至浓稠；放入冬瓜拌匀，用中火煮约 5 分钟至食材熟透；加入蜂蜜拌匀，用小火略煮即可。

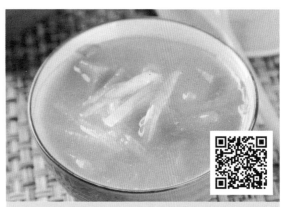

【功效】本品具有增强免疫力、滋养肺部的功效。

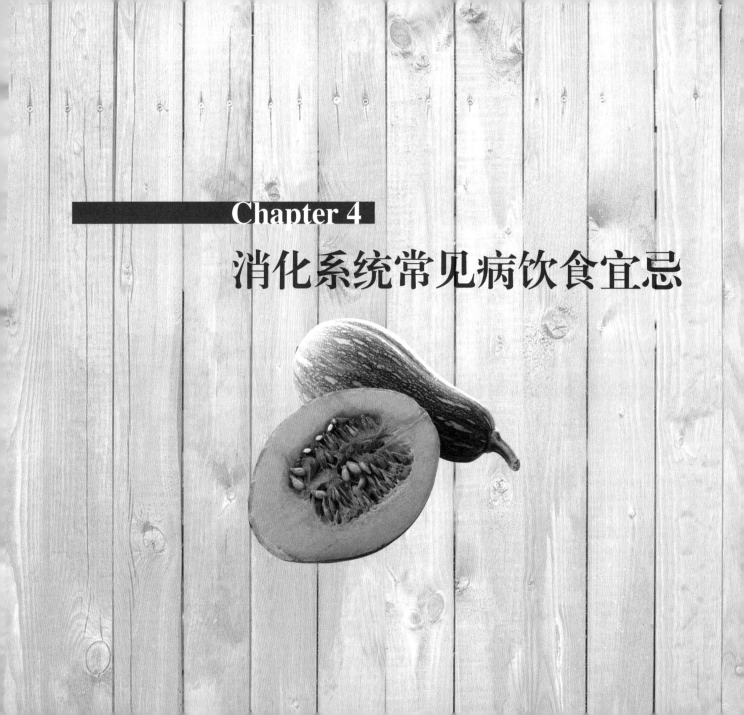

Chapter 4
消化系统常见病饮食宜忌

消化系统由消化道和消化腺两部分组成，消化道（由上而下）包括口腔、咽、食管、胃、小肠和大肠等。其功能主要是对外界摄取的食物进行消化，吸收营养物质后为机体的新陈代谢提供能量，并最终将残渣经肛门排出体外。

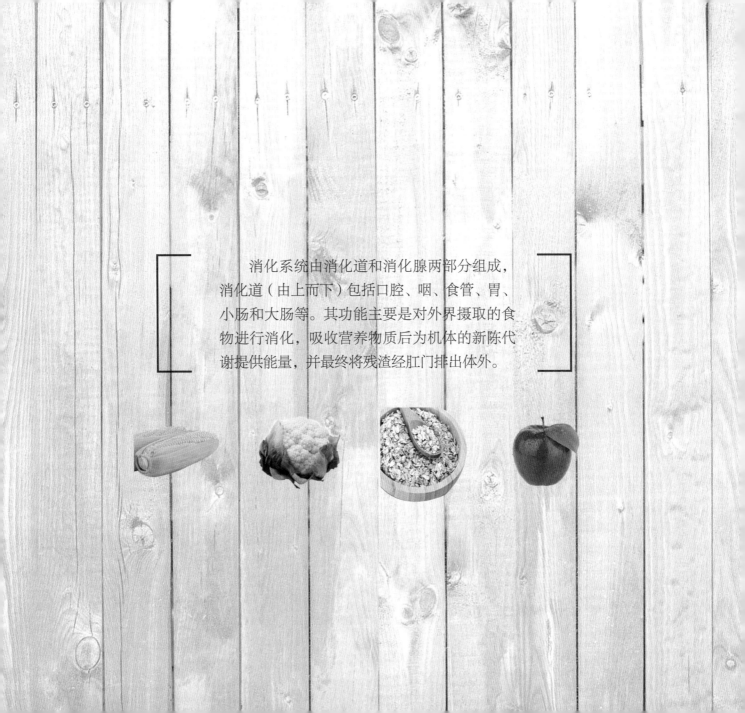

慢性胃炎

病症简介 慢性胃炎是指由各种原因引起的胃黏膜炎症，其发病率在各种胃病中占据首位。本病可发生于各年龄段，十分常见，男性多于女性，而且随年龄增长发病率逐渐增高。

【宜吃食物】

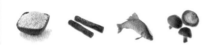

糯米　　山药　　鲫鱼　　香菇

这些食物性味温和，具有补脾健胃的作用，能有效改善慢性胃炎。

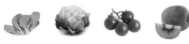

青菜　　菜花　　西红柿　　猕猴桃

这些蔬菜和水果富含维生素C，对胃有保护作用，对慢性胃炎患者有益。

【忌吃食物】

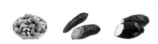

芸豆　　红薯　　芋头

这些食物较难消化，在消化吸收过程中也会产生大量气体导致腹胀，会加重慢性胃炎患者的不适。

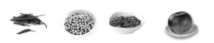

辣椒　　胡椒　　茴香　　洋葱

这些食物辛辣刺激，可刺激胃的腺体，使胃酸分泌增多，会加重慢性胃炎病情。

【饮食原则】

1. 治疗胃炎可食用具有保护胃黏膜功效的药材和食材，如黄芪、白芍、白术、丹参、车前草、蒲公英、酸奶、南瓜、木瓜等。

2. 胆汁反流也是造成慢性胃炎的一个重要原因，抗胆汁反流的药材有枳实、姜、半夏、厚朴、茯苓、人参、炙甘草等。

3. 忌饮白酒、浓茶、咖啡。它们会破坏胃黏膜屏障，加重慢性胃炎的病情。

4. 性凉生冷的食物，多食容易导致腹泻，脾胃虚寒的慢性胃炎患者不宜食用，如螃蟹、荸荠、苦瓜、冰淇淋等。

木瓜银耳汤

材料

木瓜 200 克，枸杞 30 克，水发莲子 65 克，水发银耳 95 克

调料

冰糖 40 克

做法

1. 砂锅注水烧开，倒入洗净切块的木瓜、洗净泡好的银耳、莲子，搅匀，用大火煮开后转小火续煮 30 分钟至食材变软。

2. 放入枸杞、冰糖，拌匀，续煮 10 分钟至入味。

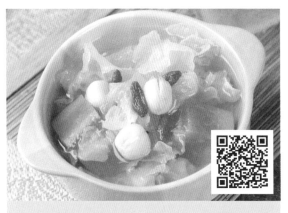

【功效】本品具有补脾健胃的功效。

腰果炒猪肚

材料

猪肚 400 克，腰果 100 克，甜椒、芹菜、姜片、蒜瓣各适量

调料

生抽、食用油适量，盐少许

做法

1. 将猪肚、甜椒洗净切块；芹菜洗净切段，备用。

2. 热锅注油，倒入腰果炒香，盛出；锅内留油，倒入姜片、蒜瓣、猪肚翻炒，加入盐，拌匀；加入腰果、甜椒、芹菜，淋上生抽，炒匀即可。

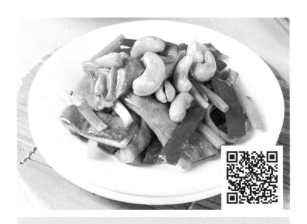

【功效】本品具有增强体质的功效。

胃及十二指肠溃疡

病症简介 胃及十二指肠溃疡是极为常见的疾病，是位于胃十二指肠壁的局限性圆形或椭圆形的缺损。患者有周期性上腹部疼痛、反酸、嗳气等症状。

【宜吃食物】

莲藕　　大枣　　紫菜

莲藕富含淀粉，能促进胃溃疡的愈合；大枣补脾益胃；紫菜内维生素 A 的含量高，可治疗胃溃疡。

延胡索　蒲公英　白头翁　黄连

这些药材可抑制胃酸分泌，有效减少因胃酸分泌过多导致的胃黏膜溃疡症状。

【忌吃食物】

柠檬　　山楂　　李子　　橘子

这些食物含大量的有机酸，食用后可刺激胃酸分泌，胃酸的增加会刺激胃黏膜，加剧病情。

浓茶　　咖啡　　白酒

这些饮品中含有可刺激胃的腺体分泌胃酸的物质，损害胃黏膜屏障，加剧病情。

【饮食原则】

1.宜食具有理气和胃、止痛作用的食物，如馒头、米饭、米粥、鸡蛋羹、牛羊肉、豆制品、莲子、青枣、胡萝卜、扁豆、鲫鱼、墨鱼等。

2.根除幽门螺杆菌是治疗本病的关键，常用的药材和食材有黄连、甘草、黄柏、西兰花、西红柿、花菜等。

3.忌食难以消化的食物，如芹菜、韭菜等。它们均含有大量的粗纤维，不易被消化，会加重胃的消化负担，而且粗纤维在胃中的滞留，可刺激胃酸分泌增加，使溃疡病情加重。

4.忌食冰淇淋等生冷食物。

牡蛎白萝卜南瓜汤

材料
牡蛎 200 克，南瓜 350 克，白萝卜 300 克，姜片、葱末少许

调料
盐适量

做法

1. 南瓜去皮、瓤，洗净切块；白萝卜洗净切块；牡蛎洗净切块，备用。

2. 汤锅注水烧热，放入南瓜、白萝卜、牡蛎、姜片，小火煮 1 小时；放入盐、葱末拌匀调味即可。

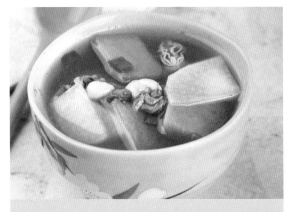

【功效】本品具有补脾益胃的功效。

大麦甘草茶

材料
熟大麦 15 克，甘草 3 克

做法

1. 将大麦、甘草放入煮茶包，把煮茶包系好，备用。

2. 砂锅中注入适量清水烧开，放入茶包，加盖，中火煮 20 分钟至析出有效成分。

3. 揭盖，取出茶包；关火，盛出到茶杯中即可。

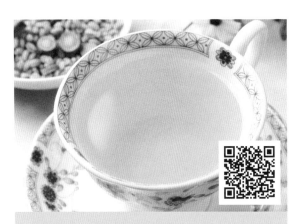

【功效】本品有抵抗病菌、强身健体的功效。

胃下垂

病症简介 胃下垂是指站立时，胃下缘达盆腔，胃小弯弧线最低点降至髂嵴连线以下。临床诊断以 X 线、钡餐透视、B 超检查为主，可以确诊。

【宜吃食物】

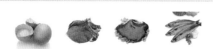

鸡蛋　　瘦肉　　动物肝　　鱼类

这些蛋白质含量高、易消化的食物，可有效减轻胃的负担。

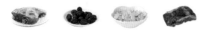

羊肉　　红枣　　杏仁　　狗肉

这些温补的食物，可使胃气升温，调理脾胃寒气，减轻胃下垂症状。

【忌吃食物】

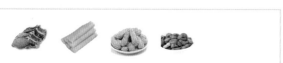

牛排　　年糕　　花生　　蚕豆

这些不易消化的食物，会损伤胃粘膜，导致胃炎发生率的增高。

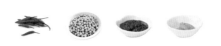

辣椒　　胡椒　　咖喱　　芥末

这些辛辣刺激的食物，会加重脾胃气虚，无力升举内脏会加剧内脏下垂的程度。

【饮食原则】

1. 胃下垂患者大多脾胃气虚，无力升举内脏，造成内脏下垂，可通过补中益气来提升内脏。常用的药材和食材有升麻、人参、党参、白术、山药、柴胡、猪肚、牛肚、土鸡、乌鸡等。

2. 促进胃肠食物消化，减轻腹胀，能有效缓解胃下垂。常用的药材和食材有山楂、麦芽、神曲、鸡内金、苹果、南瓜等。

3. 忌食过冷、过热的食物，如冰淇淋、冰水、热汤、热开水等。因内脏血管受到刺激会使局部出现贫血，胃肠道的消化能力和杀菌能力减弱，从而加重胃下垂患者的病情。

白扁豆瘦肉汤

材料
白扁豆 100 克，瘦肉
块 200 克，姜片少许

调料
盐少许

做法

1. 锅中注入适量的清水大火烧开，倒入备好的瘦肉块，搅匀汆去血水，捞出，沥干，备用。

2. 砂锅注水烧热，倒入白扁豆、瘦肉、姜片，拌匀，水烧开后转小火煮 1 个小时至食材熟透。

3. 放入盐，拌匀调味，关火后盛出即可。

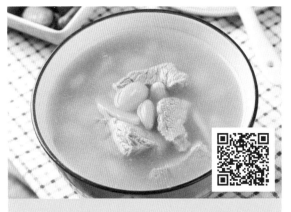

【功效】本品具有益气、健脾胃的功效。

鲜菇蒸土鸡

材料
平菇 150 克，土鸡
250 克，葱段 10 克，
姜丝 5 克

调料
盐 3 克，生抽 5 毫升，
料酒 7 毫升，干淀粉
8 克

做法

1. 土鸡切块装入碗中，加料酒、姜丝、葱段、生抽、盐拌匀，腌渍 15 分钟入味后倒入干淀粉，拌匀。

2. 将平菇撕碎铺在鸡肉上；蒸锅烧开，放入土鸡肉，蒸煮 30 分钟取出，将土鸡倒扣在盘中即可。

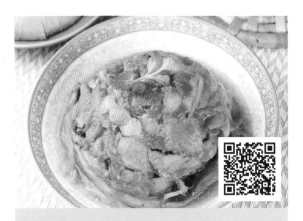

【功效】本品具有温补暖胃的功效。

脂肪肝

病症简介 脂肪肝是指由各种原因引起的肝细胞内脂肪堆积过多的病变。一般而言，脂肪肝属可逆性疾病，早期诊断并及时治疗常可恢复正常。

【宜吃食物】

玉米　　燕麦　　海带　　苹果

这些食物具有降低血清胆固醇作用，可缓解脂肪肝的病情。

 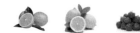

西瓜　　橙子　　柠檬　　草莓

这些水果含丰富的维生素、矿物质及膳食纤维，能促进脂质代谢，又因含糖量低避免了脂肪累积。

【忌吃食物】

动物内脏　蛋黄　松花蛋　墨鱼　肥猪肉

高胆固醇、高脂肪的食物，过多的摄入会导致肝脏细胞内的脂肪堆积过多，从而加重脂肪肝的病情。

姜　　蒜　　辣椒

这些食物会刺激肝脏细胞，影响肝功能。

【饮食原则】

1.慢性病毒性肝炎患者在食疗时，宜食用具有改善血液循环、促进肝细胞修复、增强免疫功能的药材，如白芍、田七、丹参、红花、郁金、柴胡、黄芪、党参、泽泻、生地、板蓝根、冬虫夏草、甘草等。

2.宜常食对肝脏没有毒性的药食兼用食品，如山楂、何首乌、无花果等。

3.多食用新鲜绿色蔬菜，如甘蓝菜、白菜、豌豆、芹菜、萝卜等，它们的纤维质含量丰富，有解毒及利胆作用，有利于体内毒素排出。

4.慎饮白酒。

荷叶薏仁赤小豆饮

材料

水发赤小豆 40 克，荷叶 20 克，薏米 70 克，茯苓 60 克，玫瑰花 20 克，枸杞 15 克

做法

1. 砂锅注水烧开，放入荷叶，大火煮 5 分钟，捞出，装入盘中。

2. 将茯苓、薏米、赤小豆放入砂锅中，拌匀，大火煮 5 分钟；放入玫瑰花、枸杞，拌匀，续煮 5 分钟至入味；盛出前拌匀即可。

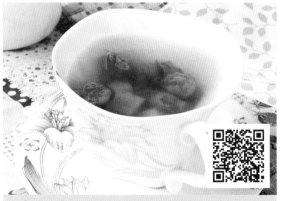

【功效】本品具有促进新陈代谢、降低血脂的功效。

泽泻蒸冬瓜

材料

泽泻粉 8 克，冬瓜 400 克，姜片、葱段、枸杞各少许

调料

鸡粉 2 克，料酒 4 毫升

做法

1. 洗净去皮的冬瓜切片，放蒸碗中，加入泽泻粉、姜片、葱段、鸡粉、料酒，拌匀后放入蒸盘。

2. 蒸锅上火烧开，放入蒸盘，大火蒸 20 分钟至食材熟透；取出，撒上枸杞即可。

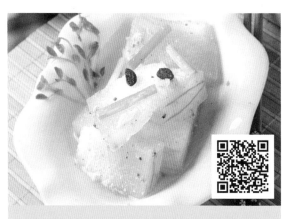

【功效】本品具有改善血液循环的功效。

肝硬化

病症简介 肝硬化是指由于多种有害因素长期反复作用于肝脏，导致肝组织弥漫性纤维化，以假小叶生成和再生结节形成为特征的慢性肝病。

【宜吃食物】

莲藕　　冬瓜　　南瓜　　茄子　　蘑菇

这些食物所含粗纤维少，同时具有清热解毒的功效，可保护肝脏。

红薯　　土豆

这些淀粉类食物，食用后有利于人体储备肝糖原，有效改善肝硬化患者的病情。

【忌吃食物】

咸菜　　雪里蕻　　苏打饼　　松花蛋

这些食物含钠高，会加重肝负担，肝硬化患者不宜食用。

芹菜　　韭菜

这些食物含有大量粗纤维，不易被消化，食用后会诱发上消化道出血，加剧肝硬化病情。

【饮食原则】

1. 宜吃含锌、镁丰富的食物，有助于增强肝脏功能和抵抗力，增加凝血功能，如瘦肉、谷类、乳制品、鸡蛋、蹄筋、皮冻等。

2. 合理摄入蛋白质，有利于肝细胞的修复，可适当进食奶酪、鸡肉、鱼肉等。

3. 慎食高蛋白质的食物，如松花蛋、牛肉、虾、海参、乌鸡、羊肝等。过量摄入会使体内产生过多的氨，肝硬化患者的肝脏不能将其转化为无毒物质排出，容易发生氨中毒，导致肝昏迷。

4. 忌食辛辣刺激的食物，如辣椒、花椒、胡椒、芥末等，避免诱发上消化道出血。

茅根甘蔗茯苓瘦肉汤

材料　　　　　　　　**调料**

瘦肉 350 克，玉米、　　盐 2 克
胡萝卜、甘蔗、茅根、
茯苓、高汤各适量

做法

1. 胡萝卜去皮洗净切段；瘦肉洗净切块，焯水。

2. 砂锅中注入高汤烧开，倒入所有食材，搅匀，
   用大火煮开后转小火慢炖约 2 小时。

3. 加盐拌匀调味，关火后盛出即可。

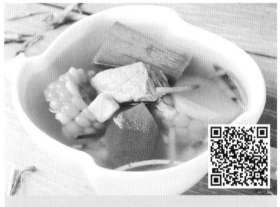

【功效】本品具有增强抵抗力的功效。

莲藕炒秋葵

材料　　　　　　　　**调料**

去皮莲藕 250 克，胡　　盐 2 克，鸡粉 1 克，
萝卜 150 克，秋葵　　食用油 5 毫升
50 克，红彩椒 10 克

做法

1. 胡萝卜去皮切片；莲藕切片；红彩椒切片；秋
   葵斜刀切片；分别将以上食材焯水，备用。

2. 起油锅，倒入焯好的食材炒匀，加入盐、鸡粉，
   炒匀入味，关火盛出即可。

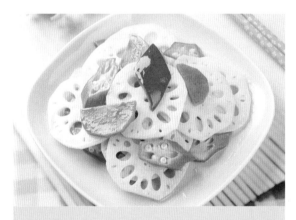

【功效】本品具有清热解毒的功效。

|便秘|

病症简介 便秘是临床常见的复杂症状，而不是一种疾病，主要是指排便次数减少、粪便干结、排便费力、粪便量减少等。上述症状同时存在两种以上时，即为便秘。

【宜吃食物】

土豆　　香蕉　　菠菜　　豆奶

这些富含 B 族维生素以及膳食纤维的食物，能增加排便次数。

酸奶　　玉米　　燕麦　　绿豆

酸奶中的益生菌可调节肠道中的有害菌，对抗便秘。粗杂粮中的膳食纤维，可改善便秘症状。

【忌吃食物】

芡实　　石榴　　生香蕉

这些食物中均含有鞣酸，是一种具有收敛固涩作用的物质，食用后会加重便秘病情。

高粱　　莲子

这些食物性温，多食会积温成热，加重大便干结、排出困难等症状。

【饮食原则】

1.应选择具有润肠通便作用的食物，可常吃含粗纤维丰富的各种蔬菜水果，如番薯、芝麻、南瓜、芋头、桑葚、杨梅、甘蔗、胡桃、蜂蜜、韭菜、苋菜、慈姑、茼蒿等。
2.忌食辛辣温燥的食物，如胡椒、辣椒、茴香、豆蔻、肉桂等。热性调料，多食可使胃肠燥热内积，耗损大肠中的水分，从而使大便干燥，导致便秘。
3.白酒性温，过多饮用亦可使胃肠内积燥热，耗伤大肠津液，大便干燥而结滞，加重便秘的症状。
4.忌食爆炒煎炸的食物，如炒花生、爆玉米花等，食用后会耗损大肠中的水分，使大便干燥，加重病情。

蜂蜜大黄茶

材料
大黄粉 5 克

调料
蜂蜜 25 毫升

做法

1. 取一个干净的茶杯，倒入大黄粉，注入开水至八九分满；盖上杯盖，泡约 10 分钟，至其析出有效成分。

2. 揭盖，放入适量蜂蜜，拌匀即可。

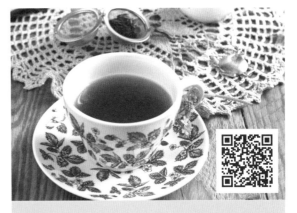

【功效】本品有润肠通便、清热解毒的功效。

鱼香土豆丝

材料
土豆 200 克，青椒 40 克，红椒 40 克，葱段、蒜末各少许

调料
豆瓣酱 15 克，陈醋 6 毫升，白糖 2 克，盐、鸡粉、食用油各适量

做法

1. 土豆去皮切丝；青椒、红椒去籽切丝，备用。

2. 起油锅，放入蒜末、葱段，爆香；倒入土豆丝、青椒丝、红椒丝，炒匀；加入豆瓣酱、盐、鸡粉、白糖、陈醋，炒匀调味；关火后盛出即可。

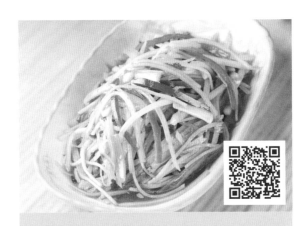

【功效】本品具有排毒润肠的功效。

腹泻

病症简介 腹泻是指排便次数明显超过平日习惯的频率，粪质稀薄，水分增加，每日排便量超过 200 克，或含未消化食物或脓血、黏液。

【宜吃食物】

葡萄　　石榴　　苹果

这些食物有收敛作用，可有效止泻。

土豆　　上海青　猪瘦肉

这些食物富含维生素 C、B 族维生素等，能补充因腹泻所流失的营养。

【忌吃食物】

韭菜　　玉米　　芋头　　糙米

这些食物含粗纤维较多，刺激肠胃蠕动，会加重病情。

【饮食原则】

1.腹泻发病初期宜采用清淡的流质饮食，如果汁、米汤、稀面汤等，以咸为主。禁食牛奶、糖水等易产生气体的流质食物。

2.腹泻症状缓解后改为低脂流质饮食，或低脂、少渣、细软、易消化的半流质饮食，如白米粥、藕粉、软面条、面片等。

3.忌饮酒。

4.忌食刺激性食物，如辣椒、芥末等。

5.少食多餐，以利于消化。

6.腹泻严重时，应及时补充水分，如葡萄糖水或淡盐水，以预防脱水。

【特别注意】腹泻可分急性和慢性两类。前者发病急剧，病程在 2 ~ 3 周之内，患者可通过多食清淡食物等饮食调节来治疗。后者指病程在 2 个月以上或间歇期在 2 ~ 4 周内的复发性腹泻，患者要及时到医院就诊！

白果莲子乌鸡粥

材料

水发糯米 120 克，白果 25 克，水发莲子 50 克，乌鸡块 200 克

调料

盐、鸡粉各 2 克，料酒 5 毫升

做法

1. 乌鸡块中加入盐、鸡粉、料酒，拌匀腌渍。
2. 砂锅注水烧开，倒入白果、莲子、糯米，拌匀，水烧开后用小火煮 30 分钟；倒入乌鸡块拌匀，用中小火至熟透；加盐、鸡粉，拌匀入味即可。

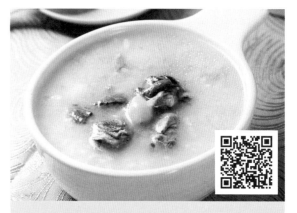

【功效】本品具有健脾止泻的功效。

苹果红枣鲫鱼汤

材料

鲫鱼 500 克，去皮苹果 200 克，红枣 20 克，香菜叶少许

调料

盐 3 克，料酒、食用油各适量

做法

1. 将苹果洗净去核，切块；往鲫鱼身上加盐，涂抹均匀，淋入料酒，腌渍 10 分钟入味，备用。
2. 起油锅，放入鲫鱼煎至金黄；倒入红枣、苹果，注水大火煮开；加盐拌匀，盛出后放上香菜叶。

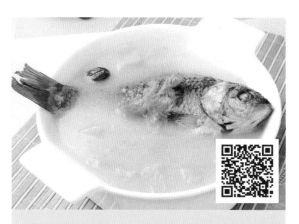

【功效】本品具有健脾除湿的功效。

痢疾

病症简介 痢疾，古称肠辟、滞下，为急性肠道传染病之一。若感染疫毒，发病急剧，伴突然高热、神昏、惊厥者，为疫毒痢。

【宜吃食物】

豆浆　　绿茶　　豆腐脑

发病初期要严格控制饮食，以流食为主，有利于缓解痢疾病情。

稀饭　　面条　　面片

这些半流质的食物宜在病情稳定后食用，易于消化能有效补充营养。

【忌吃食物】

肥肉　　羊肉　　猪肝　　羊肝

这些食物含有大量的脂肪，会使消化率降低，痢疾患者消化吸收功能差，会加重消化道的负担。

芥菜　　芹菜　　韭菜

这些食物所含纤维粗而多，不容易消化，痢疾患者食用后会加重病情。

【饮食原则】

1. 痢疾多是由于痢疾杆菌引起，以腹泻为主要表现症状。宜选用具有杀灭抑制痢疾杆菌、缓解腹泻作用的药材和食材，如金银花、柴胡、茯苓、黄连、蒲公英、山药、洋葱、蒜、苋菜、马齿苋、葡萄、胡萝卜等。

2. 忌食容易引起胀气的食物，如牛奶、豆制品、甘薯等，它们可增加肠道蠕动，引起腹胀，增加痢疾患者的不适。

3. 忌食性寒、生冷的食物，如甜瓜、蟹、梨、冰淇淋、冰棒等，食用后容易损伤脾胃，阻碍运化，导致滑肠而引起泄泻，从而加重痢疾的病情。

豌豆猪肠汤

材料

猪肠 300 克，豌豆 85 克，姜片、葱段各少许

调料

盐、鸡粉各 2 克，料酒 14 毫升，食用油适量

做法

1. 将猪肠洗净，焯水，放凉后切成小段，备用。
2. 起油锅，放入姜片、猪肠，炒匀；加入料酒、葱段，注水用大火煮沸；倒入豌豆搅匀，煮至熟透；加入盐、鸡粉，拌匀入味，盛出即可。

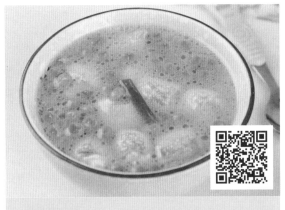

【功效】本品具有杀菌抗病的功效。

蒲公英金银花茶

材料

蒲公英 5 克，金银花 7 克

做法

1. 砂锅中注入适量清水烧开，倒入洗净的蒲公英、金银花，搅拌匀。
2. 盖上盖，烧开后用小火煮约 10 分钟，至药材析出有效成分。
3. 关火后盛出，滤入茶杯中，趁热饮用即可。

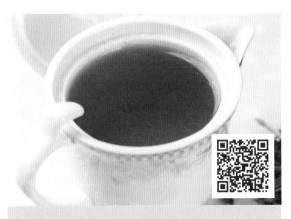

【功效】本品具有清热解毒的功效。

痔疮

病症简介 痔疮又名痔、痔核、痔病、痔疾，是指人体直肠末端黏膜下和肛管皮肤下静脉丛发生扩张和屈曲所形成的柔软静脉团。痔疮包括内痔、外痔、混合痔。

【宜吃食物】

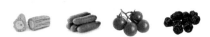

苦瓜　　黄瓜　　西红柿　　乌梅

这些食物具有清热利湿的作用，可促进润肠通便，可减少痔便出血的症状。

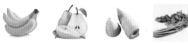

香蕉　　梨　　竹笋　　芹菜

香蕉和梨含水溶性纤维，竹笋和芹菜富含植物纤维，食用后可润滑肠道，预防便秘并缓解痔疮症状。

【忌吃食物】

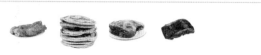

油条　　煎饼　　羊肉　　狗肉

这类食物含有丰富的油脂，且性味温热，痔疮患者食用后会助长其湿热的程度，加重便血等症状。

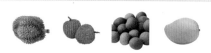

榴莲　　荔枝　　龙眼　　芒果

这些水果均属于性热之物，食用后助火气，不利于痔疮患者的康复。

【饮食原则】

1. 痔疮患者宜选择含纤维素较多、有助于促进肠道蠕动的药材和食材，如生地、党参、丹参、白芷、川贝、川芎、麦冬、当归、决明子、韭菜、绿茶、苹果、香蕉、柚子等。

2. 宜选择补气健脾的食物，如粳米、糯米、鸡肉、猪肚、牛肚、马铃薯、红薯、香菇、栗子、红枣、扁豆等。

3. 中医认为，蜂蜜具有清热解毒的功效，可润肠通便，痔疮患者食用有益。

4. 忌食易引起痔疮的食物，如虾、蟹、芥菜、莼菜等。痔疮患者食用这类发物后可加重病情，做完痔疮手术后的患者食用更可能使痔疮复发。

丹皮瘦肉炖芋头

材料
芋头 200 克，猪瘦肉
250 克，牡丹皮 2 克，
葱段、姜片各少许

调料
盐 3 克，鸡粉 2 克，
料酒 10 毫升

做法

1. 将芋头去皮切块；猪瘦肉切块，焯水，备用。

2. 砂锅注水烧热，倒入牡丹皮，用大火煮 20 分钟，
   捞出；倒入瘦肉、芋头、姜片、葱段、料酒，
   拌匀，小火煮 40 分钟；加盐、鸡粉拌匀即可。

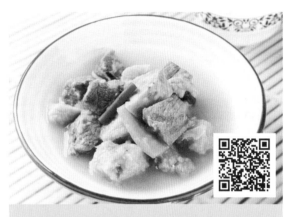

【功效】本品具有补气健脾的功效。

韭菜炒核桃仁

材料
韭菜 200 克，核桃仁
40 克，彩椒 30 克

调料
盐 3 克，鸡粉 2 克，
食用油适量

做法

1. 韭菜切段；彩椒切丝；核桃仁焯水，备用。

2. 起油锅，倒入核桃仁，略炸至水分全干时捞出。

3. 锅底留油烧热，倒入彩椒、韭菜，炒至断生。
   加入盐、鸡粉，炒匀；放入核桃仁，炒匀即可。

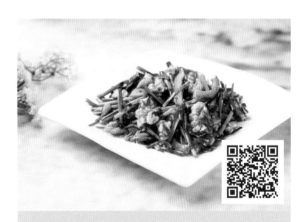

【功效】本品具有润肠通便的功效。

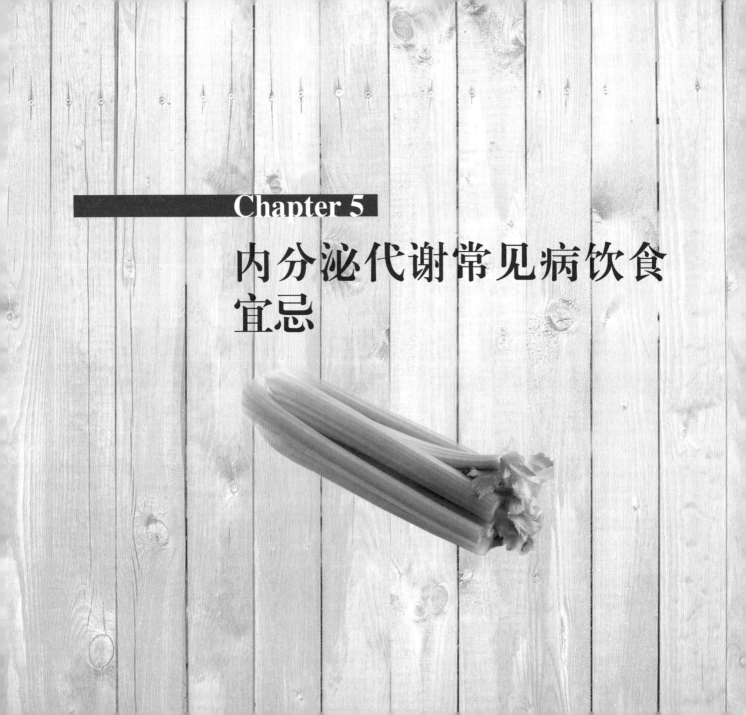

Chapter 5
内分泌代谢常见病饮食宜忌

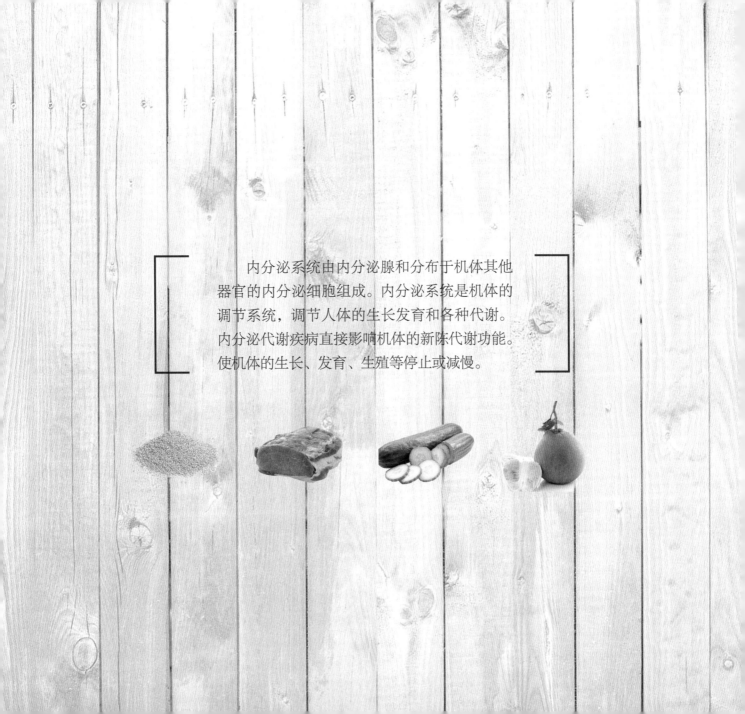

内分泌系统由内分泌腺和分布于机体其他器官的内分泌细胞组成。内分泌系统是机体的调节系统，调节人体的生长发育和各种代谢。内分泌代谢疾病直接影响机体的新陈代谢功能。使机体的生长、发育、生殖等停止或减慢。

糖尿病

病症简介 糖尿病是由各种致病因子作用于机体导致胰岛功能减退、胰岛素抵抗等所引发的糖、蛋白质、脂肪、水和电解质等一系列代谢紊乱综合征。

【宜吃食物】

乌鸡　　鹌鹑　　鲫鱼　　香菇

这些高蛋白、低脂肪、低热量、低糖的食物，能有效控制血糖，改善糖尿病患者的病情。

荞麦面　　燕麦　　玉米

这些五谷杂粮富含维生素 B、多种微量元素及膳食纤维，长期食用可降血糖、血脂。

【忌吃食物】

糯米　　土豆　　红薯　　甘蔗

这些食物含糖量高，容易使血糖升高，对糖尿病患者不利。

油条　　油饼　　猪肝　　肥肉

这些食物热量高，食用后容易引起肥胖，不利于糖尿病患者体重的控制。

【饮食原则】

1. 糖尿病患者宜选用具有降低血糖浓度功能的中药材和食材，如黄精、葛根、玉竹、枸杞、白术、何首乌、苦瓜、黄瓜、洋葱、南瓜、银耳、木耳、玉米、菜心、花生米等。

2. 宜选用具有对抗肾上腺素，促进胰岛素分泌功能的中药材和食材，如女贞子、桑叶、淫羊藿、黄芩、芹菜、芝麻、鱼、白菜、花菜、柚子、番石榴、葡萄、梨等。

3. 忌食含糖量高的甜食、饮品，如蜂蜜、果酱、可乐等，这些食物会诱发血糖升高。

4. 忌食辛热刺激的食物，如韭菜、荔枝、榴莲、八角等。

洋葱炒鳝鱼

材料
鳝鱼 200 克，洋葱 100 克，圆椒、姜片各少许

调料
盐、料酒、生抽、水淀粉、食用油各适量

做法

1. 洋葱去皮切块；圆椒去籽切块；鳝鱼切块装碗中，加盐、料酒、水淀粉拌匀，腌渍后再焯水。

2. 起油锅，放入姜片、圆椒、洋葱炒匀；放入鳝鱼、料酒、生抽、盐炒匀；倒入水淀粉炒匀即可。

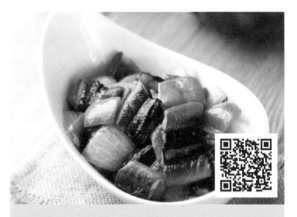

【功效】本品具有促进胰岛素分泌的功效。

粉蒸茼蒿

材料
茼蒿 350 克，面粉 20 克，蒜末少许

调料
生抽 10 毫升，芝麻油适量

做法

1. 将茼蒿切段，装碗中，倒入面粉，拌匀，倒入蒸盘中；蒸锅中放入蒸盘，大火蒸 2 分钟。

2. 取一小碗，将蒜末倒入碗中，再倒入生抽、芝麻油，搅拌匀制成味汁，淋在茼蒿上即可。

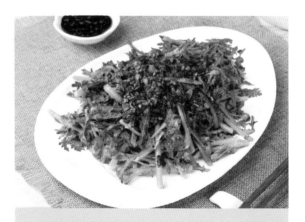

【功效】本品具有降低血糖的功效。

高血脂

病症简介 高脂血症（HLP）是血脂异常的通称，如果符合以下一项或几项，就患有高脂血症：总胆固醇、甘油三酯过高；低密度脂蛋白胆固醇过高；高密度脂蛋白胆固醇过低。

【宜吃食物】

小米　　绿茶　　海鱼

这些食物含不饱和脂肪酸，日常摄入可降低血脂，保护心血管系统。

青菜　　南瓜　　萝卜　　玉米

这些蔬菜含膳食纤维多，热能低，具有饱腹作用，并能有效改善血脂平衡。

【忌吃食物】

肥肉　　牛髓　　腊肉　　奶油　　猪油

这些食物中含有大量的脂肪，过多摄入会使多余的脂肪储存在皮下组织，或是沉积在血管壁，阻塞血管，造成血液中的胆固醇过多，使得血脂升高。

【饮食原则】

1. 高脂血症患者宜选用具有抑制脂肪吸收的中药材，如玉米须、苍耳子、薏米、佛手、泽泻、红枣等。
2. 宜选用具有抑制肠道吸收胆固醇作用的中药材和食材，如薏米、决明子、金银花、蒲黄、大黄、栀子、木耳、魔芋、黄瓜等。
3. 多食富含植物固醇的食物，如小麦、玉米、大豆等。
4. 宜食用富含维生素、矿物质和膳食纤维的新鲜水果和蔬菜，如苹果、西红柿、圆白菜、胡萝卜等。
5. 忌食胆固醇含量高的食物，如猪脑、猪肝、鸭蛋、鹌鹑蛋、鱿鱼干、鱼子等。多食可使血液中的胆固醇水平升高，诱发动脉硬化、冠心病等。

黄瓜粥

材料
黄瓜 85 克，水发大
米 110 克

调料
盐 1 克，芝麻油适量

做法

1. 洗净的黄瓜切成小丁块，备用。

2. 砂锅注水烧开，倒入大米拌匀，用小火煮 30
   分钟；倒入黄瓜，拌匀煮沸。

3. 加盐、芝麻油，拌匀至入味；关火后盛出即可。

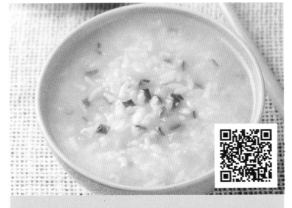

【功效】本品具有改善血脂平衡的功效。

凉拌佛手瓜

材料
佛手瓜 100 克，朝天
椒 5 克，蒜末少许

调料
盐 3 克，鸡粉少许，
白糖、辣椒油、芝麻
油各适量

做法

1. 朝天椒洗净去籽，切丝；佛手瓜洗净去核，切
   丝，焯水，捞出沥干，备用。

2. 碗中倒入佛手瓜、朝天椒、蒜末，放入盐、鸡粉、
   白糖、辣椒油、芝麻油，拌匀，盛入盘中即可。

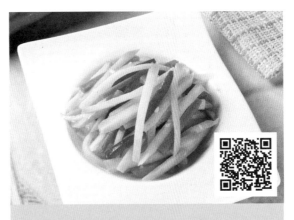

【功效】本品具有降低血脂的功效。

甲亢

病症简介 甲状腺功能亢进症简称"甲亢",是由于甲状腺分泌过多的甲状腺激素,引起人体代谢率增高的一种疾病。本病男女患病率之比为 1：4,中青年发病者最多。

【宜吃食物】

猪肝　　鲫鱼　　甲鱼　　鸡蛋

这些食物含有高能量、高蛋白,能补充因代谢频繁而丢失的营养。

西瓜　　冬瓜　　桑葚　　枸杞

这些食物有清火解毒、补肝肾的功效,对缓解甲亢病情有帮助。

【忌吃食物】

羊肉　　狗肉　　鹅肉

这些食物均为性温热之品,食用后可助热上火,加重甲亢患者吞咽疼痛的症状。

带鱼　　海带　　紫菜

这些食物含碘量高,甲亢患者自身的保护机制失调,无法排出多余的碘,会加重病情。

【饮食原则】

1.甲亢患者宜选择具有抑制甲状腺素合成功能的中药材和食材,如牡蛎、夏枯草、黄芪、麦冬、党参、白芍、丹参、生地黄等。

2.宜选择具有抑制中枢神经系统功能的中药材和食材,如酸枣仁、柏子仁、朱砂、麻黄、柴胡等。

3.忌食辛热刺激的食物,如白酒、辣椒、胡椒、大蒜等。这些食物会刺激交感神经,使神经系统处于兴奋状态,不利于甲亢患者的病情。

4.忌吃人参。人参对中枢神经系统兴奋与抑制均有增强作用,即人参会增强甲亢患者的神经兴奋状态,不利于病情。

党参莲子汤

材料
水发莲子 100 克，水
发陈皮 40 克，党参
30 克

调料
红糖适量

做法

1. 养生壶接通电源，放入不锈钢内胆，倒入莲子、党参、陈皮，注水，选择"煎熬中药"功能，煮 90 分钟至药材中的有效成分析出。

2. 断电后倒入碗中，饮用时加入红糖拌匀即可。

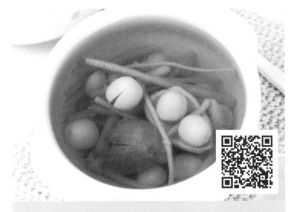

【功效】本品能抑制甲状腺素合成。

玫瑰夏枯草茶

材料
玫瑰花瓣 4 克，夏枯草 5 克

做法

1. 砂锅中注入适量清水烧开，放入备好的玫瑰花瓣、夏枯草，拌匀，用大火煮约 10 分钟，至其析出有效成分。

2. 关火后盛出药茶，滤入杯中。

3. 趁热饮用即可。

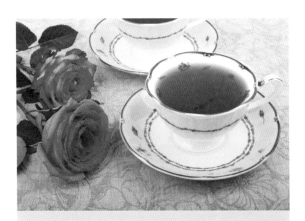

【功效】本品具有清热解毒的功效。

甲状腺肿大

病症简介 甲状腺肿大俗称"粗脖子"、"大脖子"或"瘿脖子",一般是由于缺碘引起的甲状腺代偿性的肿大。任何人均可发病,以青年女性多见。

【宜吃食物】

瘦肉　　胡萝卜　　牛奶　　大米

这些富含维生素 B 的食物,对缓解甲状腺肿大的病情有帮助。

昆布　　海带　　海蜇　　紫菜

这些中药材或食材具有促进甲状腺聚碘作用,缓解因缺碘造成的甲状腺肿大问题。

【忌吃食物】

马铃薯　　胡萝卜　　卷心菜　　豌豆

这些食物中含有容易引起甲状腺肿大的物质,甲状腺患者应尽量少吃。

肥肉　　鹅肉　　猪油　　奶油

这些食物含大量的脂肪,摄入过多,使血液黏稠度增大,影响血液循环,从而阻碍机体对碘的吸收。

【饮食原则】

1. 甲状腺肿大患者宜选用有补充碘元素功能的中药材和食材,如柳叶、夏枯草、牡蛎、菠菜、大白菜、玉米等。
2. 宜食含蛋白质丰富的食物,如羊奶、牛肉、鸡、鸭、鹅、鹌鹑、鸡蛋、鸭蛋、鹌鹑蛋、鱼、虾、蟹黄豆、大青豆和黑豆等。
3. 少吃辛辣刺激的食物,如浓茶、咖啡、白酒、茴香、桂皮、花椒等。这些食物均具有强烈的刺激性,会刺激交感神经,使神经系统处于兴奋状态,不利于甲状腺肿大患者的病情。

桔梗拌海蜇

材料

水发桔梗 100 克，熟海蜇丝 85 克，葱丝、红椒丝各少许

调料

盐、白糖各 2 克，鸡粉适量，生抽 5 毫升，陈醋 12 毫升

做法

1. 将洗净的桔梗切细丝，备用。

2. 取碗，放入桔梗、海蜇丝；加盐、白糖、鸡粉，淋入生抽、陈醋，搅拌至食材入味。

3. 拌好的菜肴盛入盘中，撒上葱丝、红椒丝即可。

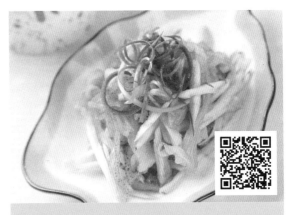

【功效】本品具有清热解毒的功效。

海带烧豆腐

材料

豆腐 200 克，青豆 100 克，水发海带丝 120 克，姜丝少许

调料

盐适量

做法

1. 将豆腐切块；水发海带丝切段，备用。

2. 锅中注清水烧开，放入姜丝、青豆、豆腐、海带，拌匀；用大火煮沸后转中火煮约 10 分钟。

3. 加盐拌匀调味，盛出即可。

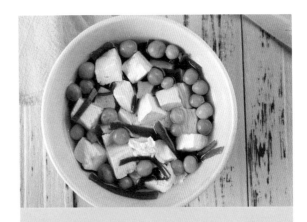

【功效】本品具有补充碘元素的功效。

痛风

病症简介　痛风是由单钠尿酸盐沉积所致的晶体相关性关节病，与嘌呤代谢紊乱和（或）尿酸排泄减少所致的高尿酸血症直接相关，特指急性特征性关节炎和慢性痛风石疾病。

【宜吃食物】

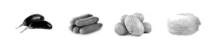

茄子　黄瓜　土豆　白菜

这些碱性蔬菜，可以中和过量的尿酸，缓解痛风患者的症状。

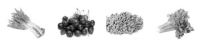

莴笋　樱桃　薏米　芹菜

这些食物能促进尿酸排泄功能，能改善痛风。

【忌吃食物】

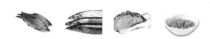

鲢鱼　秋刀鱼　牡蛎　干贝

这些食物的嘌呤含量均很高，食用过多就会出现尿酸沉积的问题，从而诱发痛风并发症。

【饮食原则】

1.宜选用具有促进机体代谢功能的食材，如大米、小米、燕麦、木瓜、红萝卜、海带、土豆、甘蓝、苹果、葡萄、牛奶、洋葱、大蒜等。

2.宜多喝水，可选用具有促进尿酸排泄功能的中药材，如车前子、车前草、黄柏、泽泻、茯苓、地龙等。

3.多食用含维生素B和维生素C的食物，如芹菜、花菜、冬瓜、西瓜等。

4.忌食诱起发病的发物，如螃蟹、虾、杏、桂圆等。

5.忌食辛辣助火的食物，如胡椒、辣椒、花椒、咖喱、芥末、生姜、白酒、啤酒等。这些食物或饮品具有强烈的刺激性，可兴奋植物神经，从而诱使痛风发作。

【特别注意】痛风患者不宜剧烈运动，但可以选择一些较为轻松简单的运动，如散步、打太极、练气功等，使身体各个关节得到适量运动。切忌辛劳过度和精神紧张。

樱桃豆腐

材料
樱桃 130 克，豆腐 270 克

调料
盐、鸡粉各 2 克，白糖 4 克，陈醋、水淀粉、食用油各适量

做法

1. 将豆腐切块；起油锅，倒入豆腐，煎至金黄色。

2. 锅底留油烧热，注水，放入樱桃、盐、白糖、鸡粉、陈醋，拌匀，用大火煮至沸；倒入豆腐，拌匀调味；用水淀粉勾芡；关火后盛出即可。

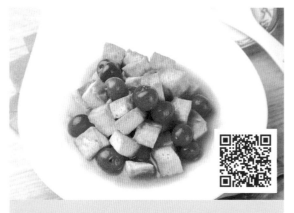

【功效】本品具有促进尿酸排泄的功效。

荷叶郁金粥

材料
荷叶 15 克，山楂干 15 克，大米 200 克，郁金 10 克

调料
冰糖少许

做法

1. 砂锅中注入适量清水，倒入洗好的荷叶、山楂干、郁金，放入洗净的大米，拌匀，盖上盖，烧开后转小火煮 1 小时至食材熟透。

2. 加入冰糖，拌匀煮至溶化，拣出荷叶即可。

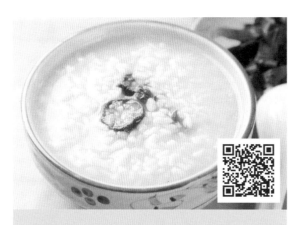

【功效】本品具有清热解毒的功效。

系统性红斑狼疮

病症简介 系统性红斑狼疮是一种侵犯皮肤和多脏器的弥漫性、全身性自身免疫病，主要累及皮肤黏膜、骨骼肌肉、肾脏及中枢神经系统，同时还可以累及肺、心脏、血液等多个器官和系统。

【宜吃食物】

 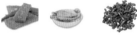

茯苓　　芦荟　　当归　　丹参

这些中药材具有增强免疫力的功能，能提高身体防病抗病的能力。

生地黄　　玄参　　石斛　　丹皮

这些中药材具有滋阴降火、凉血消斑的作用，可缓解红斑狼疮病人的精神和情绪低落症状。

【忌吃食物】

羊肉　　狗肉　　驴肉

这些食物均属于性温热之品，可助热上火，系统性红斑狼疮患者食用后会加重其内热症状。

香菇　　芹菜　　苜蓿　　香菜

这些蔬菜会加剧患者的光敏感、面部红斑、皮疹等症状，不利于系统性红斑狼疮的病情。

【饮食原则】

1. 应适当补充钙剂、维生素D以及双磷酸盐，多食猪骨、核桃、花生、桑葚等。
2. 忌食菠菜。菠菜含有较多的草酸，草酸能与人体中的钙结合生成草酸钙结晶，使狼疮型肾炎患者出现尿色混浊、管型尿及盐类结晶增多，从而加重狼疮型肾炎的病情。
3. 忌食菜花，菜花会加重脱发的进程。
4. 忌食高脂肪、高胆固醇的食物。系统性红斑狼疮患者需要长期使用激素治疗，这样容易引起高脂血症。肥肉、猪油、奶油等的脂肪含量很高，过多摄入会使血脂升高，加重高脂血症的病情。

芦荟花生粥

材料

水发大米 100 克，花生米 45 克，芦荟 60 克

做法

1. 将洗净的芦荟切开，取果肉，再切小块，备用。
2. 砂锅注水烧热，倒入洗净的大米，放入洗好的花生米，加入切好的芦荟，搅拌匀，盖上盖，烧开后用小火煮约 35 分钟，至食材熟透。
3. 揭盖，搅拌几下，盛出即可。

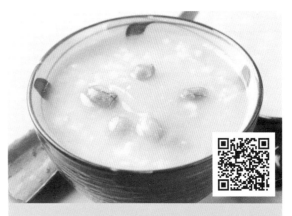

【功效】本品具有增强身体免疫力的功效。

桑葚黑豆红枣糖水

材料
桑葚 90 克，红枣 20 克，水发黑豆 120 克

调料
红糖 35 克

做法

1. 砂锅中注入适量清水，倒入桑葚、黑豆、红枣，拌匀，加盖，大火煮开转小火煮 30 分钟至熟透。
2. 揭盖，加入红糖，搅拌均匀，煮约 2 分钟至红糖完全溶化。
3. 关火后盛出煮好的糖水，装入杯中即可。

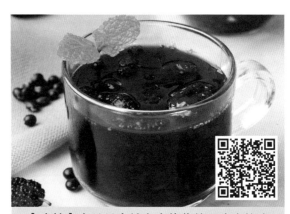

【功效】本品具有补充身体营养、防病抗病的功效。

肥胖症

病症简介 肥胖症是一组常见的代谢症群。当人体的进食热量多于消耗热量时，多余热量就会以脂肪形式储存于体内，其量超过正常生理需要量且达一定值时会演变为肥胖症。

【宜吃食物】

菠萝　　苹果　　香蕉　　柑橘

这些水果可帮助消化，协助脂肪排泄，润肠通便，从而达到减肥效果。

酸奶　　牛奶　　鸡蛋

这些食物能有效促进脂肪的分解，降低血脂，能有效改善肥胖症状。

【忌吃食物】

榴莲　　菠萝　　蜜桂圆

这些水果含糖分和热量高，肥胖症患者不宜多吃。

虾米　　鸡肝　　羊肝　　鸭肝

这些食物胆固醇含量较高，长期大量进食可大幅度地增加肥胖症患者罹患心血管疾病的风险。

【饮食原则】

1. 宜吃膳食纤维丰富的食物，如荞麦、大枣、牛蒡、黄花菜等。

2. 富含不饱和脂肪酸的食物，有利于降低血脂，如鳗鱼、小米等。

3. 宜吃藻类，食用后可增加维生素、矿物质和食物纤维的供给量，这样对增加饱腹感、维持正常代谢、降低血脂、防止合并症都有好处。

4. 忌吃糖果类等高热量食品，高热量对于肥胖症患者无益。

5. 炸鸡、炸薯条等高脂肪油炸类食品，肥胖症患者不宜多吃。

西红柿饭卷

材料
米饭、鸡蛋、西红柿、黄瓜、葱花各适量

调料
盐3克，番茄酱、食用油各适量

做法

1. 西红柿切丁；黄瓜切条；鸡蛋加入盐调成蛋液。起油锅，倒入西红柿、盐、番茄酱，炒匀；倒入米饭、葱花，翻炒制成馅料。

2. 煎锅注油，将蛋液煎成蛋皮，取出铺在案板上，铺上馅料、黄瓜，制成蛋卷，食用时切段即可。

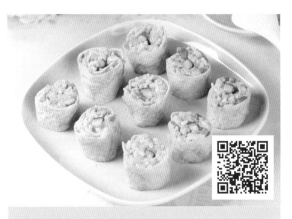

【功效】本品可促进消化。

红烧白萝卜

材料
白萝卜350克，鲜香菇35克，彩椒40克，蒜末、葱段各少许

调料
盐2克，生抽5毫升，水淀粉5毫升，食用油适量

做法

1. 白萝卜去皮切丁；香菇切块；彩椒切块，备用。

2. 起油锅，放入蒜末、葱段、香菇，翻炒；放入白萝卜、清水、盐、生抽，拌匀调味，用中火焖煮约5分钟；放入彩椒、水淀粉炒匀即可。

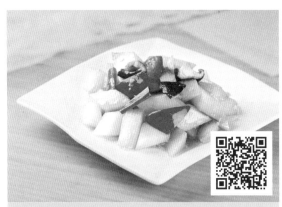

【功效】本品具有增加饱腹感、降低血压的功效。

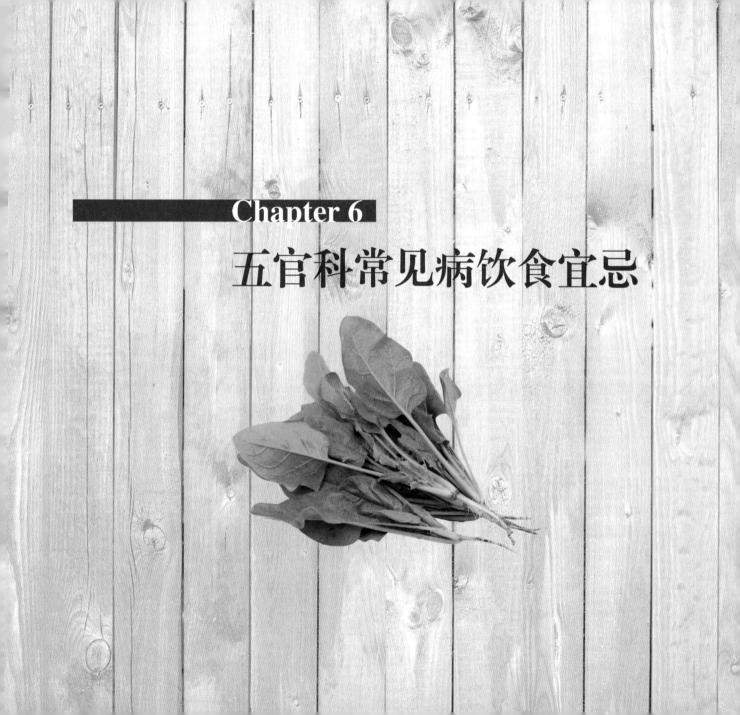

Chapter 6
五官科常见病饮食宜忌

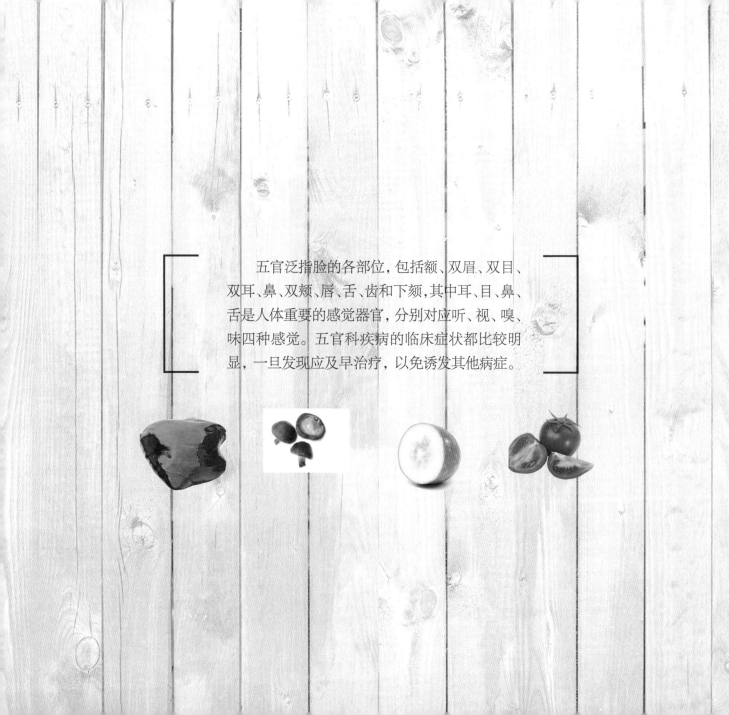

　　五官泛指脸的各部位，包括额、双眉、双目、双耳、鼻、双颊、唇、舌、齿和下颌，其中耳、目、鼻、舌是人体重要的感觉器官，分别对应听、视、嗅、味四种感觉。五官科疾病的临床症状都比较明显，一旦发现应及早治疗，以免诱发其他病症。

夜盲症

病症简介 夜盲亦称"昼视"、"雀目"、"月光盲",是一种夜间视力失常的疾病。对弱光敏感度下降,暗适应时间延长的重症表现。

【宜吃食物】

猪肝　　羊肝　　鸡肝　　鸭肝

这些食物含有丰富的维生素A,能有效治愈夜盲症。

玄参　　桑葚　　枸杞　　女贞子

这些滋补肝肾的中药,可改善因肝血不足、肾阴亏虚引起的视物昏花症状。

【忌吃食物】

花椒　　辣椒　　洋葱　　大蒜

这些辛辣刺激的食物,食用后会助长体内的邪热毒气,损及肝阴,肝开窍于目,从而使双目失养,加剧夜盲症病情。

【饮食原则】

1.宜食富含胡萝卜素的黄绿色植物性食品,如苹果、青椒、南瓜等。

2.宜食富含锌和铜元素的食物,如牡蛎、花生、玉米等。

3.忌饮含有酒精、咖啡因的饮品,如白酒、啤酒、咖啡、浓茶等。这类食品都有损耗B族维生素、影响视神经功能的作用,不利于夜盲症患者的病情。

4.忌食一些可引起夜盲症的蔬菜,如雪里蕻、莴苣等。这些食物容易助热上火,损人元气,会诱发夜盲症。

【特别注意】夜盲症在生活中是常见的眼科疾病,可以患发在任何一个年龄段,给患者的工作、学习、生活造成很大困扰,患者不仅要及时的治疗还要在生活中多加注意。夜盲症的预防还要有一个合理的饮食安排,尤其是对婴儿和处在发育时期的青少年,要提倡食品的多样化。

炝拌鸭肝双花

材料
西兰花、花菜各 260 克，卤鸭肝 150 克，葱花各少许

调料
鸡粉、盐各 2 克，生抽 3 毫升，陈醋 10 毫升，芝麻油适量

做法

1. 花菜、西兰花切成小朵，焯水；卤鸭肝切片。

2. 碗中放入西兰花、花菜、卤鸭肝，撒上葱花，加入生抽、盐、鸡粉、芝麻油、陈醋，拌匀至食材入味，装入盘中即可。

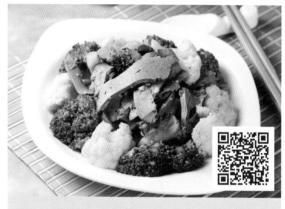

【功效】本品具有滋补肝肾的功效。

胡萝卜南瓜粥

材料
水发大米 80 克，南瓜 90 克，胡萝卜 60 克

做法

1. 胡萝卜洗净切粒；南瓜洗净去皮，切粒，备用。

2. 砂锅注水烧开，倒入洗净的大米，拌匀；放入南瓜、胡萝卜，拌匀，烧开后用小火煮约 40 分钟至食材熟软。

3. 揭开锅盖，持续搅拌一会儿；关火后盛出即可。

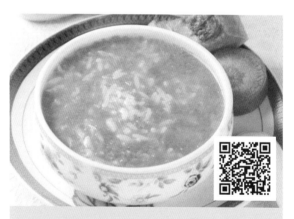

【功效】本品能有效补充维生素 A。

青光眼

病症简介 青光眼是发病迅速、危害性大的眼病。特征是眼内压升高的水平超过眼球所能耐受的程度，而给眼球各部分组织和视功能带来损害。

【宜吃食物】

赤小豆　黄花菜　冬瓜　马蹄

这些具有利尿作用的食物，能有效排毒，降低眼内压。

【忌吃食物】

白酒　咖啡　浓茶

这些饮品使中枢神经兴奋，引起血流加速，影响睡眠质量，使眼压增高，加重青光眼的病情。

带鱼　黄鱼　虾

这些海鲜发物，青光眼患者食用后可引起病情急性发作或加剧病情，不宜食用。

【饮食原则】

1. 宜食润肠通便的食物，如香蕉、白萝卜、梨、柠檬等。
2. 多吃含铬量较多的食物，如菌菇类、玉米、小米、牛肉、黑胡椒、糙米、粗面粉、红糖、葡萄等。
3. 慎食过咸的食物，如雪里蕻、咸肉、咸鱼、腌菜、皮蛋等。这些食物含盐量很高，摄入过多会引起水肿、血压升高，从而引起眼内压增加，加重青光眼的病情。
4. 少吃辛辣、刺激的食物，如辣椒、生姜、桂皮等。这类辛辣刺激的食物均为性热之品，有助热上火之弊，青光眼患者食用后会使病情加重。
5. 限制饮水。饮水量要有节制，防止眼压升高，一般每次不超过 500 毫升。

> **【特别注意】** 防治青光眼要做到以下几点：保持愉快的情绪，防止眼内压升高；保持良好充足的睡眠；避免在光线暗的环境中工作或娱乐；避免过度劳累；不要暴饮暴食。

蜂蜜柠檬茶

材料
柠檬 70 克

调料
蜂蜜 12 毫升

做法

1. 将洗净的柠檬切成片,备用。
2. 砂锅注水烧开,倒入柠檬片拌匀;盖上盖,煮沸后用小火煮约 4 分钟,至食材析出营养物质。
3. 揭盖,轻轻搅拌一会儿;关火后盛出,趁热淋入少许蜂蜜即可。

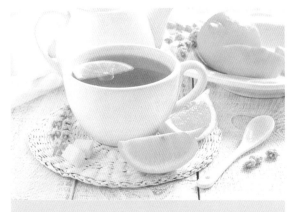

【功效】本品具有润肠排毒的功效。

黑椒苹果牛肉粒

材料
苹果丁、牛肉丁各 100 克,芥蓝梗、洋葱、葱段各适量

调料
黑胡椒粒、盐、水淀粉、料酒、生抽、食用油各适量

做法

1. 将洋葱去皮切丁;芥蓝梗切段;牛肉丁加盐、水淀粉、食用油拌匀腌渍片刻。
2. 起油锅,放入葱段、黑胡椒粒、芥兰梗、苹果、洋葱、牛肉、料酒、生抽、盐,炒匀即可。

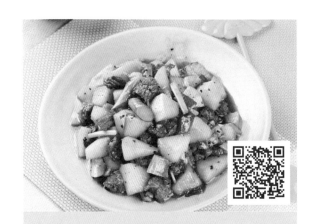

【功效】本品具有开胃消食的功效。

近视

病症简介 近视是在屈光静止的前提下，远处的物体不能在视网膜汇聚，而在视网膜之前形成焦点，因而造成视觉变形，导致眼睛看清近物、却看不清远物的症状。

【宜吃食物】

牛肉　　香菇　　银耳　　黑木耳

这些食物富含铬和锌，具有参与人体内胰岛素调节糖的功能，可防近视。

牛骨　　猪骨　　羊骨

这些食物富含钙，能增强巩膜的坚韧性，可有效改善近视。

【忌吃食物】

白糖　　糖果　　全脂奶酪

这些含糖过高的食物，会使眼周围肌肉"糖化"，失去弹性，使近视加剧。

【饮食原则】

1. 宜吃动物肝脏、枸杞、榧子等富含维生素 A 的食物。
2. 宜吃蓝莓、鱼等能活化视网膜的食物，具有保护眼睛的功效。
3. 宜吃具有补肝益肾功能的食物，如枸杞、核桃、花生、大枣、桂圆、蜂蜜、虾、鱼、肉、蛋等。
4. 忌吃辛辣、刺激的食物，如辣椒、花椒、胡椒等。它们容易造成眼部分泌物增多，导致视力影响加重，不利于患者的恢复。
5. 忌吃巧克力、粽子、芋头等容易引起胀气或不易消化的食物。肠道胀气、腹部胀满会影响营养物质的吸收，阻碍有害物质的排出，不利于患者的恢复。

【特别注意】①坚持做眼保健操，每天 3～4 次。②科学用眼，劳逸结合，学习或工作 1～2 小时后远眺大自然景色，休息 10～15 分钟。③阅读和写字要保持与书面 30 厘米以上的距离。④光线照明要适合眼睛。

乌醋花生黑木耳

材料
水发黑木耳、胡萝卜、
花生各 150 克，葱花
少许

调料
生抽 3 毫升，乌醋 5
毫升

做法

1. 胡萝卜洗净去皮切丝，焯水；黑木耳焯水，备用。
2. 将胡萝卜和黑木耳装碗中，加入花生、生抽、
   乌醋，拌匀后装在盘中，撒上葱花点缀即可。

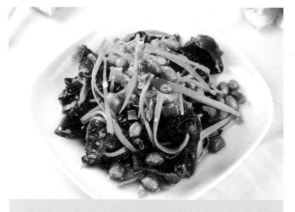

【功效】本品具有保护视力的功效。

茶树菇煲牛骨

材料
牛骨段 500 克，茶树
菇 100 克，姜片、葱
花各少许

调料
盐 3 克，鸡粉 2 克，
料酒少许

做法

1. 茶树菇切去根部，再切段；牛骨段焯水。
2. 砂锅注水烧开，放入牛骨段、姜片、茶树菇、
   料酒，用小火炖煮 2 小时至熟；加入盐、鸡粉，
   拌匀；关火后盛出，撒上葱花即可。

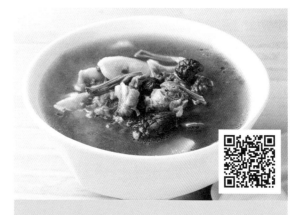

【功效】本品具有补肝益肾的功效。

老花眼

病症简介 老花眼又称"视敏度功能衰退症"，是人体机能老化的一种现象，指人上年纪以后逐渐产生近距离阅读或工作困难的情况。患者通常在 40 岁以上。

【宜吃食物】

豆制品　　动物肝脏　　蜂蜜　　黑豆

这些食物具有补肾养血、固齿明目的功效，日常食用有利于改善老花眼的症状。

苹果　　柑橘　　红枣　　核桃仁

这些富含维生素 C 和维生素 E 的食物，可以抗氧化，对晶体有保护作用。

【忌吃食物】

芥末　　生姜　　大蒜

这些辛辣、刺激性强的食物，容易造成眼部分泌物增多，导致视力影响加重，不利于患者的恢复。

【饮食原则】

1.宜吃具有明目作用的中药材，如枸杞、白术、珍珠母、当归、丹参、黄芪、党参、黄精、菟丝子、菊花等。

2.鸡蛋、坚果类等富含高质量蛋白质的食物对改善老花眼有帮助。

3.宜吃清淡的蔬菜类食物，如西红柿、黄瓜、白菜、洋葱、芹菜、苜蓿、蒜苗等。

4.叶黄素有助于降低、延缓眼睛的老化、退化、病变，减少眼疾的发生率，还可以保护视网膜免受光线的伤害。叶黄素在紫甘蓝、菠菜等深绿色叶菜以及金盏花、万寿菊等花卉中含量最高。

5.老花眼患者不宜多食动物脂肪类较高的食物和油腻的食物，如肥肉、腊肉、炸鸡、奶油、黄油等。

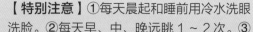

【特别注意】①每天晨起和睡前用冷水洗眼洗脸。②每天早、中、晚远眺 1～2 次。③经常眨眼。④看书报和电视时间不易过长，否则会导致眼肌过度疲劳。

蒜苗炒口蘑

材料
口蘑 250 克，蒜苗 2 根，辣椒圈 15 克

调料
盐、鸡粉各 1 克，蚝油 5 克，生抽、水淀粉、食用油各适量

做法

1. 将口蘑洗净切片，焯水；蒜苗洗净切段，备用。

2. 起油锅，倒入辣椒圈、口蘑、生抽、蚝油，翻炒；注入少许清水，加入盐、鸡粉、蒜苗，炒至断生；用水淀粉勾芡，盛出即可。

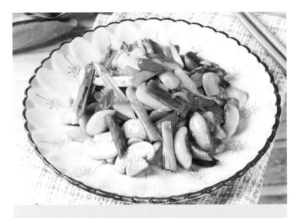

【功效】本品可补充营养，增强体质。

炸洋葱丝牛肉面

材料
板面、洋葱丝、面粉、牛肉汤各适量

调料
番茄酱 25 克，盐 2 克，食用油适量

做法

1. 取部分洋葱丝，放入盘中，撒上面粉拌匀，放进油锅中，用小火炸至金黄色，捞出。

2. 起油锅，倒入剩余洋葱丝、番茄酱、牛肉汤，煮沸；放入板面煮熟，加盐拌匀；盛出后撒上炸熟的洋葱丝即可。

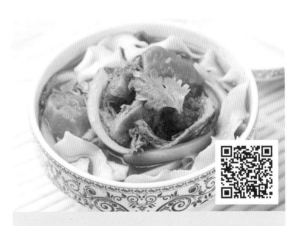

【功效】本品具有益气补血的功效。

结膜炎

病症简介 结膜炎俗称红眼病，是眼科的常见病。由于大部分结膜与外界直接接触，因此，容易受到周围环境中感染性和非感染性因素的刺激。

【宜吃食物】

花菜　　　西红柿　　　橙子　　　柚子

猕猴桃　　草莓

这些食物营养素含量高，适量摄入能有效增强身体免疫力，抵御病毒的入侵。

【忌吃食物】

辣椒　　　胡椒　　　生姜　　　洋葱

这些食物辛辣刺激、温肾助阳，加剧风热时邪，耗损肺胃之阴，同时，刺激性气味还会刺激眼睛，使其充血、黏液分泌增多，使炎症病情加重。

【饮食原则】

1. 可食用具有疏风散热、清泻肝火作用的凉肝食物和清淡的蔬菜瓜果，如田螺、蚌、苦瓜、旱芹、菊花脑、地耳、马兰头、白菊花、决明子、金银花、板蓝根、薄荷、荷叶等。

2. 忌食腥臊发物，如黄鱼、带鱼、鲑鱼、鳝鱼、蟹、虾等。结膜炎患者食用这类腥臊发物会导致风热及热毒之邪更盛，从而加重结膜炎的病情。

3. 忌食性热上火、肥腻助邪的食物，如羊肉、鹅肉、人参、荔枝、白酒等。此类食物性温热，可助邪热毒气，损及肝阴，从而使机体更容易受风热邪毒的侵袭，从而加重病情。

【特别注意】红眼病患者要注意勤剪指甲，饭前便后要洗手，不用脏手揉眼睛。应在光线较暗的房间休息，避免强光刺激引起的不适。外出可戴墨镜遮光。尽可能避免与病人及其使用过的物品接触。

车前子绿豆高粱粥

材料
水发高粱 200 克，水发绿豆 150 克，通草、橘皮、车前子各少许

做法

1. 取一个隔渣袋，倒入通草、橘皮、车前子，扎紧袋口，制成药袋，备用。

2. 砂锅注水烧开，放入药袋，用中火煮约 15 分钟，至药材析出有效成分，取出；倒入绿豆、高粱，拌匀，烧开后用小火煮约 30 分钟；搅拌后盛出。

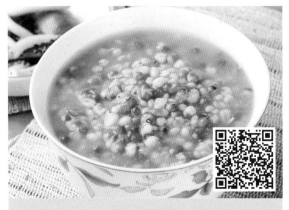

【功效】本品具有清热排毒的功效。

松仁丝瓜

材料
丝瓜块 90 克，胡萝卜片、松仁各 30 克，蒜末少许

调料
盐 3 克，鸡粉 2 克，水淀粉 10 毫升，食用油 5 毫升

做法

1. 胡萝卜片和丝瓜块分别焯水断生，备用。

2. 起油锅，倒入松仁翻炒片刻，捞出；锅底留油，放入蒜末、胡萝卜片、丝瓜块，炒匀；加盐、鸡粉、水淀粉，炒匀，盛出后撒上松仁。

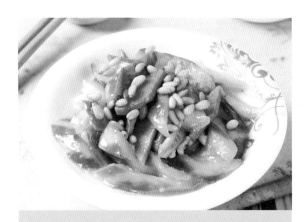

【功效】本品具有清泻肝火的功效。

白内障

病症简介 老化、遗传、局部营养障碍、免疫与代谢异常等原因都能引起晶状体代谢紊乱，导致晶状体蛋白质变性而发生混浊，形成白内障。发病人群以老年人居多。

【宜吃食物】

枸杞　　菊花　　桑叶　　决明子

这些中药材可清肝泻火、养肝明目，对白内障症状有缓解作用。

番茄　　菠菜　　大白菜　　草莓　　桔子

这些食物富含维生素 C，可减少光线和氧对晶体的损害，可防止白内障形成。

【忌吃食物】

肥肉　　油条　　牛油　　奶油

这些食物油厚肥腻，会使代谢紊乱。

牛奶　　奶酪　　全脂奶粉

这些乳制品含乳糖丰富，会干扰身体对维生素 B_2 的利用，降低晶状体透明度。

【饮食原则】

1. 宜食富含维生素 E 的食物，如蔬菜、葵花籽油、花生油、谷类、豆类、深绿色植物、肝、蛋和乳制品等。
2. 宜食具有益精、退翳、明目、清肝作用的食物，如动物肝脏、红枣、甲鱼等。
3. 宜常食富含锌的食物，如贝类、鱼类、坚果类等。
4. 忌食热性刺激和辛辣刺激的食物，如羊肉、狗肉、牛肉、白酒、辣椒、花椒、大蒜、桂皮、大葱等。
5. 忌吃冷冻食品或饮品，如冰淇淋等。寒冷刺激让血液凝滞，影响眼部血液循环，从而使眼球的营养供给相对缺乏，加重白内障患者的病情。

桑叶猪肝汤

材料

猪肝 220 克，桑叶、
姜片、葱段各少许

调料

盐、鸡粉各 2 克

做法

1. 将猪肝洗净切片，焯水，捞出沥干，备用。

2. 砂锅注水烧热，倒入桑叶，拌匀，用大火煮约 5 分钟，至其析出有效成分；倒入猪肝片，撒上姜片、葱段，拌匀，用中火煮约 5 分钟，至食材熟透。加盐、鸡粉拌匀，关火后盛出即可。

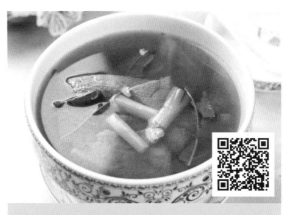

【功效】本品具有疏肝明目的功效。

黄芪红枣枸杞茶

材料

黄芪 15 克，红枣 5 颗，枸杞 5 克

做法

1. 锅中注水，倒入黄芪、红枣，浸泡约 25 分钟，使之煮制时容易熟软；盖上盖，用大火煮开后转小火煮 20 分钟至药材有效成分析出。

2. 放入枸杞，拌匀，盖上盖，稍煮一会儿至枸杞熟软；揭盖，关火后盛出煮好的药汤，装碗即可。

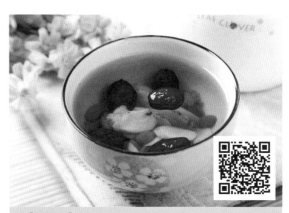

【功效】本品具有益气补血、保护视力的功效。

耳鸣耳聋

病症简介 耳鸣是指人们在没有任何外界刺激条件下所产生的异常声音感觉，常常是耳聋的先兆，因听觉机能紊乱而引起。耳聋是听觉上的一种障碍，不能听到外界的声音。

【宜吃食物】

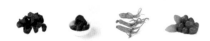

何首乌　　熟地　　人参　　山茱萸

这些食物滋阴补血、补肝肾，对肾亏血虚所致的耳聋耳鸣有疗效。

【忌吃食物】

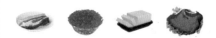

肥肉　　鱼子　　奶油　　动物内脏

这些食物富含脂肪，大量摄入会使血脂水平升高，血液的黏稠度增大，影响血液循环，促使耳聋、耳鸣的症状加重。

【饮食原则】

1.应选择富含铁元素的食物，如紫菜、虾皮、海蜇皮、黑芝麻、黄花菜、黑木耳、苋菜、豆制品等。

2.可选择富含锌元素和维生素的食物，如白菜、柑橘、苹果、西红柿等。

3.忌食辛辣刺激的食物，如辣椒、芥末、咖啡、浓茶等。这些辛辣刺激的食物均具有耗散的作用，久食可耗散精血，伤及肝肾，从而使耳鸣、耳聋症状加重。

4.忌食煎炸类食物，如油条、炸薯条等。油条、炸薯条等煎炸类食物均为性燥热之品，耳鸣、耳聋患者食用后可加重湿热之邪的积聚，使五脏六腑、十二经脉之气血不调而加剧耳鸣、耳聋。

5.忌食冷饮或冷冻食品，如冰淇淋等寒凉食物会刺激血管收缩，不利于内耳的血液循环，导致听神经营养缺乏，引起耳聋、耳鸣或促使耳聋、耳鸣的症状加重。

【特别注意】 耳鸣、耳聋患者应先调整心态，不要过度紧张，及时接受医生的诊治。平日里可培养其他业余爱好，如看书、打太极等，分散对耳鸣的注意力。避免接触噪声，生活作息要规律，保证充足的睡眠。

黄花菜蒸滑鸡

材料

鸡腿 260 克，水发黄花菜 80 克，姜片、葱花、葱段各少许

调料

盐 3 克，蚝油 8 克，生抽、料酒、生粉、食用油各适量

做法

1. 黄花菜洗净切段，放入碗中，倒入鸡腿、料酒、生抽、葱段、姜片、蚝油、盐、食用油、生粉，拌匀，腌渍 20 分钟后装在盘子里。

2. 蒸锅中放入盘子蒸 25 分钟，取出后撒上葱花。

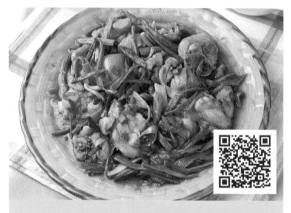

【功效】本品能改善肝气郁结的症状。

西洋参桂圆茶

材料

西洋参 15 克，桂圆肉 20 克

做法

1. 将西洋参、桂圆肉洗净，备用。

2. 砂锅中注入适量清水烧开，放入洗净的桂圆肉、西洋参，盖上盖，用小火煮约 20 分钟，至食材析出营养物质。

3. 揭盖，搅拌一下；关火后盛出煮好的药茶，装入碗中即可。

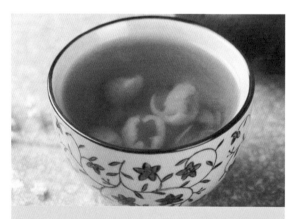

【功效】本品具有滋阴补血的功效。

口腔溃疡

病症简介 口腔溃疡又称为"口疮"，是发生在口腔黏膜上的浅表性溃疡，多发生于口腔黏膜无角化或角化较差的区域，如唇内侧、舌尖、舌缘、舌腹、颊、软腭等处黏膜。

【宜吃食物】

花椰菜　　西红柿　　青椒　　猕猴桃

这些食物富含维生素 C，可保护口腔黏膜组织，增强人体免疫力，防止溃疡复发。

豆芽　　蘑菇　　海带　　紫菜

这些食物富含维生素 B_2，具有促进溃疡面愈合的作用。

【忌吃食物】

羊肉　　狗肉　　牛肉

这些食物燥热伤阴，口腔溃疡患者食用会助长"内热"和"虚火"，会使病情加重。

辣椒　　芥末　　大蒜

这些食物辛辣、燥热，会灼伤口腔黏膜，加重口腔溃疡。

【饮食原则】

1. 饮食宜以清淡、稀软为主，可选用稀粥、蛋汤、菜汤等。
2. 宜食用富含锌的食物，可促进创面愈合，如牡蛎、动物肝脏、瘦肉、蛋类、花生、核桃、紫菜、芝麻等。
3. 忌食粗纤维蔬菜、多渣水果，如芹菜、竹笋等，这些食物会增加患者的口腔不适。
4. 忌食辛辣、刺激性很强的饮品，如醋、白酒、咖啡、浓茶等。这些食物均具有很强的刺激性，会刺激口腔黏膜，使其高度充血、水肿，从而加重口腔的溃疡程度。

粉蒸胡萝卜丝

材料
去皮胡萝卜 300 克，
蒸肉米粉 80 克

调料
盐 2 克，
芝麻油 5 毫升

做法

1. 将胡萝卜洗净切丝，备用。

2. 取一个碗，倒入胡萝卜丝，加入盐、蒸肉米粉，搅拌片刻，装入蒸盘中。

3. 蒸锅上火烧开，放入蒸盘，大火蒸 5 分钟至入味，取出，淋入芝麻油，搅匀装入盘中即可。

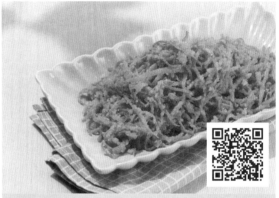

【功效】本品可补充维生素，能缓和口腔溃疡症状。

黄连茶

材料
黄连 10 克

做法

1. 砂锅中注入适量清水烧开，放入洗好的黄连，搅拌匀，盖上盖，用小火煮 20 分钟，至药材析出有效成分。

2. 揭开盖，搅拌片刻，将药材及杂质捞干净。

3. 关火后盛出煮好的药茶，装入杯中，待稍微放凉后即可饮用。

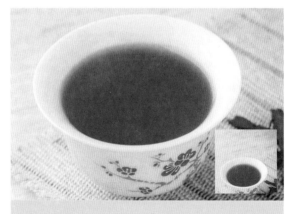

【功效】本品具有清热解毒的功效。

咽炎

病症简介 咽炎多由病毒和细菌感染引起，主要致病菌为链球菌、葡萄球菌和肺炎球菌等。好发于长期吸烟者、长期遭受有害气体刺激者、多语者、嗜酒或夜生活过度者。

【宜吃食物】

梨　　　蜂蜜　　　百合　　胡萝卜

这些食物可清热退火，养阴润肺，对缓解咽喉不适有很好的效果。

鱼类　　　肉类　　　奶类

这些食物富含蛋白质，咽炎患者应适度增加蛋白质的摄入，以提高身体的免疫力，降低病毒对身体的侵害。

【忌吃食物】

炸薯条　　烤鸭　　爆米花　　炒花生

这些用炸、烤、爆等烹调方式制作的食物表面较粗糙，下咽时会刺激咽喉的局部黏膜，加重咽部不适。

【饮食原则】

1. 慢性咽炎与患者自身免疫功能低下有直接关系，日常应多食具有增强抗病能力的药材和食材，如香菇、猴头菇、黑木耳、银耳、百合、人参、灵芝等。

2. 急性咽炎由溶血性链球菌引起，症状较严重，咽喉部红肿化脓，可食用具有杀灭溶血性链球菌的药材和食材，如蒲公英、鱼腥草、连翘、升麻、射干、前胡、葛根等。宜常食如冬苋菜、蜂蜜、西红柿、杨桃、柠檬、青果、海带、萝卜、芝麻、生梨、荸荠、白茅根、甘蔗等食物。

3. 平时多饮淡盐开水，吃易消化的食物，保持大便通畅。

4. 忌食具有辛辣刺激性的食物，如姜、辣椒、胡椒、芥末、大蒜等。这些食物具有强烈的刺激性，使咽喉干燥、疼痛，甚至可使咽喉黏膜发生溃疡，加重咽炎的病情。

【特别注意】 咽炎患者不能长时间处于烟气场合，也不能呆在灰尘过多的地方，这样不利于咽喉的痊愈。平时要多呼吸新鲜空气，可适当按摩喉部，缓解喉咙的不适。

灵芝猪肺汤

材料
猪肺片 200 克，灵芝少许

调料
料酒 6 毫升，盐、鸡粉各 2 克

做法

1. 将猪肺片洗净焯水，捞出沥干，备用。
2. 砂锅注水烧开，放入灵芝、猪肺片、姜片，淋入料酒，拌匀，烧开后用小火煮约 40 分钟至食材熟透；加入鸡粉、盐，拌匀调味；关火后盛出，待稍微放凉后即可食用。

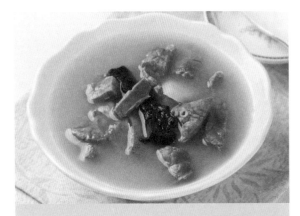

【功效】本品具有养心润肺的功效。

香菇肉糜饭

材料
米饭 120 克，牛肉 100 克，鲜香菇、即食紫菜、高汤各适量

调料
盐少许，生抽 2 毫升，食用油适量

做法

1. 将香菇洗净切粒；牛肉洗净剁成碎末，备用。
2. 起油锅，倒入牛肉末，炒至变色；倒入香菇丁、高汤，拌匀；调入生抽、盐，拌匀调味；倒入米饭，拌匀，炒热；盛出后撒上即食紫菜。

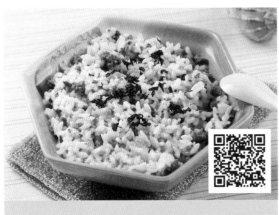

【功效】本品能有效提高身体免疫力。

鼻窦炎

病症简介 鼻窦炎是鼻窦黏膜的非特异性炎症，为一种鼻科常见病。以鼻塞、多脓涕、头痛为主要表现，可伴有轻重不一的鼻塞、头痛及嗅觉障碍。

【宜吃食物】

| 柑橘 | 葡萄 | 蓝莓 | 西红柿 |

这些食物含有丰富的维生素C，有助消炎和保持微血管的健康。

| 胡萝卜 | 梨子 | 木耳 | 蜂蜜 |

这些食物能温补肺脏、发散风寒，能有效治疗因肺气虚寒引起的鼻窦炎。

【忌吃食物】

| 辣椒 | 芥末 | 胡椒 |

这些食物能够助热生火，可以使炎症进一步扩散，鼻窦炎患者不宜食用。

【饮食原则】

1.饮食宜清淡，多吃富含维生素B的粗粮、豆类和坚果，有助于维持机体正常的免疫功能。

2.多吃新鲜水果和蔬菜，以摄取足够的维生素C和生物类黄酮，以消炎和保持微血管健康。

3.少食用油腻的食物和甜食。

4.注意少吃辛辣、生冷的食物，因为它们会刺激呼吸道，加剧鼻窦炎。

5.要戒酒。酒精含有大量的刺激物，会刺激鼻腔黏膜，伤害肺部、呼吸道，加剧鼻窦炎的症状。

【特别注意】 感冒是导致鼻窦炎反复发作的常见原因，应该在平时养成良好的饮食生活习惯，饮食营养均衡，搭配合理，避免烟酒、熬夜、劳累、受凉，规律作息，适当的活动锻炼，改善体质，逐渐的提高身体免疫力，尽量避免感染的发生，减少不适的出现，维持各方面的平衡稳定状态。鼻窦炎患者头痛发作时，可以采用冷敷或者热敷的办法来缓解疼痛。

蓝莓葡萄汁

材料

葡萄 30 克，蓝莓 20 克

做法

1. 取榨汁机，选择搅拌刀座组合。倒入洗净的蓝莓、葡萄，倒入适量纯净水。

2. 盖上盖，选择"榨汁"功能，榨取果汁。

3. 将榨好的果汁倒入滤网中，滤入杯中即可。

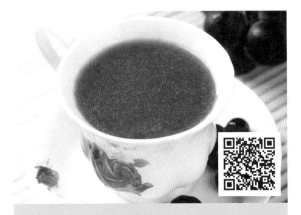

【功效】本品可补充维生素，可增强体质。

草菇西兰花

材料

草菇 90 克，西兰花 200 克，胡萝卜片、蒜末、葱段各少许

调料

盐 2 克，蚝油 8 克，料酒、水淀粉、食用油各适量

做法

1. 草菇切块，焯水；西兰花切小朵，焯水，备用。

2. 起油锅，放胡萝卜片、草菇、蒜末、葱段炒匀；倒入料酒、蚝油、盐、少许清水、水淀粉，炒匀；将焯煮的西兰花摆入盘中，再盛入草菇即可。

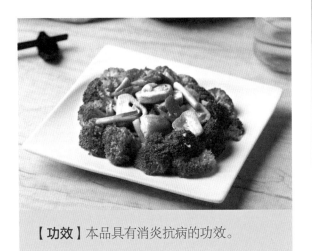

【功效】本品具有消炎抗病的功效。

过敏性鼻炎

病症简介 过敏性鼻炎又称为变应性鼻炎，是一种鼻黏膜的变应性疾病，可引起多种并发症。临床表现为鼻痒、鼻涕多且为清水涕，感染时为脓涕、鼻腔不通气、打喷嚏等。

【宜吃食物】

红枣　　　莲子　　　桂圆

这些食物能有效增强体质，对于治疗过敏性疾病有益。

燕窝　　木耳　　银耳　　核桃

这些食物可补益肺气，可改善过敏性鼻炎的症状。

【忌吃食物】

牛奶　　鸡蛋　　鲫鱼　　牛肉

这些食物容易引起过敏反应，可能导致过敏性鼻炎的发生。

【饮食原则】

1.宜吃富含维生素 A 和维生素 C 的食物，如菠菜、大白菜、小白菜、白萝卜等，可有效减缓过敏现象。
2.多吃新鲜水果，如苹果、雪梨、香蕉、哈密瓜等。
3.多吃新鲜蔬菜，如青菜、豆角、黄瓜、丝瓜等。
4.忌食辣椒、芥末、咖喱等辛辣、刺激性食物，防止呼吸道黏膜受到刺激，引发过敏性鼻炎。
5.忌食寒凉生冷食物，如西瓜、冷饮、凉菜等，它们最易损伤肺脾阳气，加重虚寒症状。

【特别注意】①出门戴口罩，远离花朵，避免沾上花粉而引起过敏性鼻炎。②室内经常通风换气，并保持干净卫生。床褥、被子、毛绒玩具都可能包藏污渍、螨虫，应定期清洗更换；尽量不要使用地毯，因为地毯在短时间内就会积累很多细菌和灰尘。③秋冬季节一定要注意保暖，避免感冒而引发鼻炎。④远离宠物，它们的毛发掉下来容易引起鼻炎的复发。

鱼腥草红枣茶

材料

鱼腥草 100 克, 红枣 20 克

做法

1. 洗好的鱼腥草切成段, 备用。

2. 砂锅中注入适量清水烧开, 放入切好的鱼腥
   草, 倒入洗净的红枣, 盖上盖, 烧开后转小火
   煮 15 分钟。

3. 揭开盖, 搅拌片刻使药性完全析出。关火后将
   煮好的茶盛入碗中, 待稍微冷却后即可饮用。

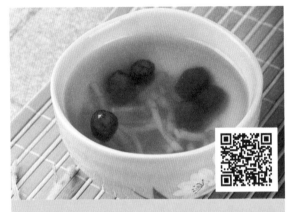

【功效】本品可增强体质, 能有效抵御疾病。

姜丝鲢鱼豆腐汤

材料

鲢鱼肉片 150 克, 豆
腐块 100 克, 姜丝、
葱花各少许

调料

盐、鸡粉各 3 克, 水
淀粉、食用油各适量

做法

1. 鲢鱼肉片装碗中, 加盐、水淀粉、食用油腌渍。

2. 起油锅, 将姜丝爆香后注水煮沸; 加入盐、鸡
   粉、豆腐, 拌匀煮 2 分钟; 倒入鲶鱼肉片, 搅
   匀至食材熟透, 盛出后撒上葱花即可。

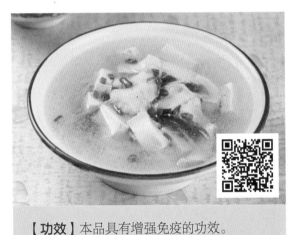

【功效】本品具有增强免疫的功效。

扁桃体炎

病症简介 扁桃体炎即为扁桃体发炎。此病可引起耳、鼻以及心、肾、关节等局部或全身的并发症。该病的致病原以溶血性链球菌为主。

【宜吃食物】

香梨　　　金橘　　　蜂蜜

这些食物有消炎、止痛、化痰、润喉的作用，能有效缓解扁桃体炎患者的不适。

青菜　　西红柿　　胡萝卜　　包菜

这些食物含有丰富的维生素，有提高身体免疫力、改善机体防病治病的能力。

【忌吃食物】

生姜　　　辣椒　　　大蒜

这些辛辣、刺激性强的食物，食用会引起咽喉不适，对扁桃体炎患者的病情改善无益。

【饮食原则】

1.饮食宜清淡，可多摄入清爽去火、柔嫩多汁的食品，如菜汤、蛋汤、绿豆汤、蛋羹、牛奶、稀粥、稀饭等软食或者流食，这样有助于消化以及吞咽。

2.宜多吃蔬菜、水果、豆类及滋润的食品，如豆腐、豆浆、梨子、冰糖、蜂蜜等。

3.多吃芋芳、慈姑、荸荠、海带、海蜇等食物，这些食物具有促使扁桃体退化和萎缩的作用。

4.保证水分的供给，可多喝水或营养汁，如山楂汁、猕猴桃汁、红枣汁、鲜橙汁、西瓜汁等。

5.忌油腻、炸、烤等助热上火的食物，如油条、炸鸡等。

6.忌烟酒。

【特别注意】①养成良好的生活习惯，保证充足的睡眠时间。②除去室内潮湿空气，随天气变化及时增减衣服。③坚持锻炼身体，提高机体抗病能力。④避免过度劳累；忌吸烟饮酒；忌挑食、暴饮暴食。

川贝梨煮猪肺汤

材料
雪梨 100 克，猪肺
120 克，高汤适量，
川贝粉 20 克

调料
冰糖 30 克，

做法

1. 将猪肺洗净焯水；雪梨洗净去皮切块，备用。
2. 砂锅中注入高汤烧开，放入雪梨、猪肺、川贝粉、姜片，拌匀，烧开后转中火煮约 1 小时至熟；加冰糖，拌煮至溶化；关火后盛出即可。

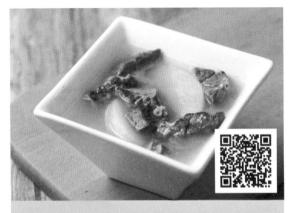

【功效】本品具有养心润肺的功效。

菊花胡萝卜汤

材料
胡萝卜 65 克，高汤
300 毫升，菊花 15 克，
葱花少许

调料
盐、鸡粉各 2 克

做法

1. 洗净去皮的胡萝卜切成小块，备用。
2. 砂锅中注入高汤烧开，放入胡萝卜，用小火煮约 20 分钟；倒入菊花拌匀，煮出香味；加入盐、鸡粉，拌匀调味；关火后盛出，点缀上葱花即可。

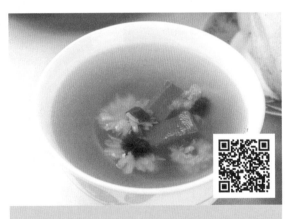

【功效】本品具有益气补血的功效。

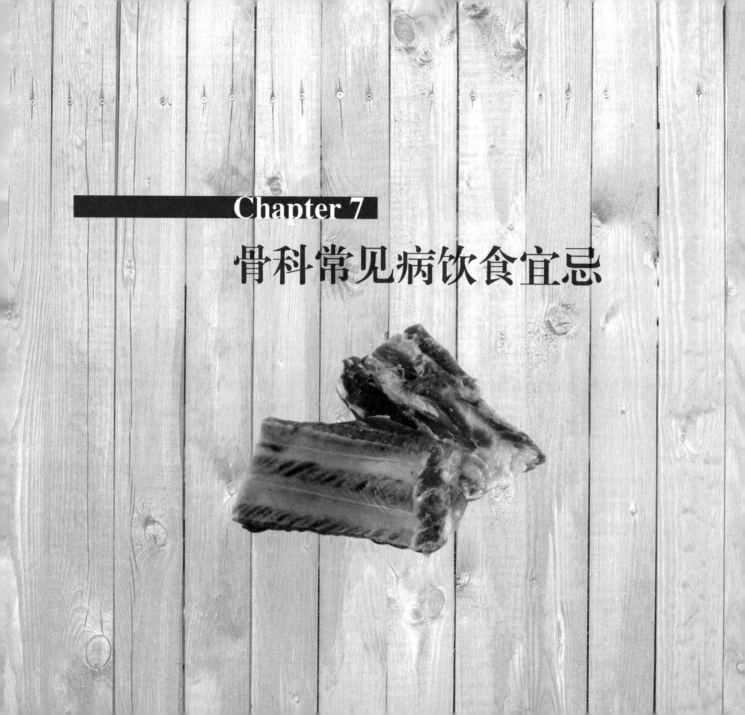

Chapter 7
骨科常见病饮食宜忌

骨科疾病包括骨、骨连接（关节、韧带、软骨等）以及骨骼肌三种器官的疾病，常影响到骨骼的正常生长和发育，导致功能活动受限。

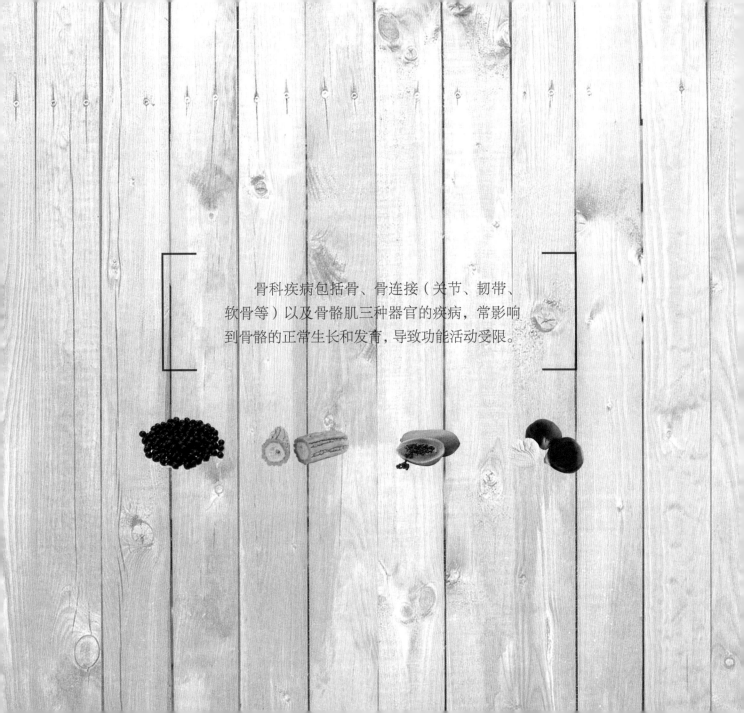

骨折

病症简介 骨折是指骨结构的连续性完全或部分断裂。病人多数为一个部位骨折，少数为多发性骨折。及时恰当的处理能让多数病人完全康复，少数则会留有后遗症。

【宜吃食物】

牛奶　　排骨　　鸡肉　　鱼

这些高蛋白、高钙的营养食物，有利于骨折患者的恢复。

菠菜　　萝卜　　冬瓜　　西红柿

这些食物富含维生素 C，可以促进骨痂生长和伤口愈合。

【忌吃食物】

辣椒　　胡椒　　花椒　　芥末

这些辛辣、刺激性食物容易刺激胃肠，影响营养物质的吸收，不利于骨折患者的恢复。

【饮食原则】

1. 骨折病人常伴有局部水肿、充血、出血、肌肉组织损伤等情况，机体的修复要靠各种营养素。因此，均衡饮食很重要，创伤后身体的消耗也需要营养支持。

2. 骨折早期(一般1~2周)应多喝水，多食用蔬菜、蛋类、豆制品、水果、鱼汤等。由于骨折早期，患部关节仍处於血水肿期，应忌食酸辣、油腻、燥热、骨头汤、肥鸡等太过滋补的食物以免引起淤血积滞。

3. 骨折中、后期（一般 3 周以上）可适当的食用高营养价值的食物，适当地补钙，可适当的食用骨头汤、鸡汤、动物肝脏等，满足骨痂的再生需要。

4. 虾米、芝麻酱、豆制品、奶制品等食物可补充钙质和维生素 D、赖氨酸，可适当食用。

5. 忌食山芋、芋艿、糯米等易胀气或不消化的食物，食用后不利于营养的吸收，影响骨折患者的康复。

6. 尽量少吃糖和盐，因为会阻碍骨折愈合。

7. 合理饮水。卧床骨折病人活动少，肠蠕动减弱，如果为了减少小便次数而减少饮水，就很容易引起大便秘结，诱发尿路结石和泌尿系统感染。

红烧鹌鹑

材料

鹌鹑肉 300 克，豆干、胡萝卜、花菇、蒜瓣、香叶各适量

调料

盐、白糖、水淀粉、料酒、生抽、食用油各适量

做法

1. 将胡萝卜去皮切块；花菇切块；豆干切三角块。

2. 起油锅，放入蒜瓣、鹌鹑肉、料酒、生抽、香叶，炒至变色；加盐、白糖、胡萝卜、花菇、豆干，注水炒匀，用小火焖约 15 分钟后加水淀粉勾芡即可。

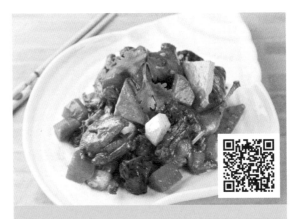

【功效】本品含钙丰富，有利于骨折的愈合。

淡菜海带排骨汤

材料

排骨段 260 克，水发海带丝 150 克，淡菜、姜片、葱段各少许

调料

盐、鸡粉各 2 克，料酒 7 毫升

做法

1. 砂锅注水烧热，倒入焯过水的排骨段，撒上姜片、葱段，倒入洗净的淡菜、海带丝、料酒；水烧开后用小火煮约 50 分钟至食材熟透。

2. 加盐、鸡粉，拌匀调味，关火后盛出即可。

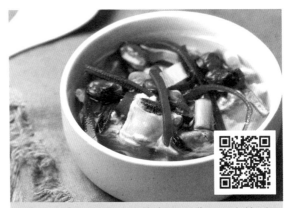

【功效】本品营养价值高，可满足骨痂的再生需要。

骨质疏松

病症简介 骨质疏松症是以骨组织显微结构受损，骨矿成分和骨基质等比例不断减少，骨质变薄，骨小梁数量减少，骨脆性增加和骨折危险度升高的一种全身骨代谢障碍疾病。

【宜吃食物】

海带　　虾皮　　牛奶　　豆浆

这些食物富含钙，能够强健骨骼，预防和延缓骨质疏松的发生。

紫菜　　虾米　　蘑菇

这些食物富含镁，与富含钙的食物同时食用，能促进钙的吸收。

【忌吃食物】

   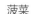

菠菜　　莴笋　　苋菜　　苦瓜

这些食物含草酸较多，会影响钙的吸收，加重骨质疏松。

【饮食原则】

1.宜选用具有补充钙元素作用的中药材和食材，如猪骨、发菜、黑木耳、黑芝麻、牛奶、虾、螃蟹、牡蛎、青菜、珍珠、龙骨等。

2.宜选用具有补充维生素 D 作用的中药材和食材，如鸡蛋、沙丁鱼、鳜鱼、青鱼、鸡蛋、薏米、山楂、鲑鱼、黑芝麻、人参、核桃等。

3.宜多食用碱性食物，如蔬菜类、水果类。

4.慎食油厚肥腻的食物，如肥猪肉、猪肝、鸡肝、羊肝等。这些含有大量脂肪的食物，不容易消化，增加了骨质疏松患者的消化负担，还阻碍了其对钙质的吸收。

5.慎食过咸的食物，如榨菜、咸鱼、腊肠、腌肉、松花蛋等。食物中的盐分很多，会增加钙质的排泄，使钙质流失过多，从而促发或加重骨质疏松。

6.慎食过甜的食物，如白糖、糖果、大枣、巧克力等。这些食物含糖量极高，在人体内代谢时会消耗大量的钙质，造成大量的钙质流失便会促发或加重骨质疏松。

7.忌含咖啡因、茶碱、酒精的食物，如咖啡、可乐、巧克力、浓茶、白酒等，它们会使骨质对钙盐的亲和力降低，易引发骨质疏松或加重骨质疏松。

板栗烧鸡翅

材料
鸡中翅 350 克，板栗仁 160 克，八角、姜片、葱段各适量

调料
盐、白砂糖、生抽、料酒、老抽、食用油各适量

做法

1. 热锅注油，放入姜片、葱段，爆香；放入洗净对半切开的鸡中翅，煎至两面微黄。

2. 加入板栗仁、料酒、老抽、生抽、八角、白砂糖，注水搅匀；用小火续煮 30 分钟，加盐炒匀即可。

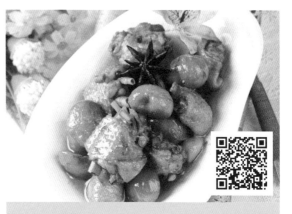

【功效】本品具有强健骨骼的功效。

西芹炒虾仁

材料
西芹 150 克，红椒 10 克，虾仁 100 克，姜片、葱段各少许

调料
盐、鸡粉、料酒、水淀粉、食用油各适量

做法

1. 西芹切段；红椒去籽切块；虾仁去除虾线，装碗中，放入少许盐、鸡粉、水淀粉，拌匀腌渍。

2. 起油锅，倒入姜片、葱段、虾仁、西芹、红椒，炒熟；放入料酒、盐、鸡粉，炒匀盛出即可。

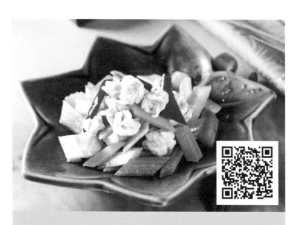

【功效】本品能有效补钙。

骨质增生

病症简介 骨质增生是骨关节退行性改变的一种表现，可分为原发性和继发性两种，多发生于 45 岁以上的中年人或老年人，男性多于女性。

【宜吃食物】

排骨　　　板栗　　　海带　　　木耳

这些食物含钙量丰富，能供应机体充足的钙质，对骨质增生患者有利。

木瓜　　　卷心菜　　葡萄　　　西红柿　　草莓

这些食物富含抗氧化剂，能减缓发炎反应，并且能强化胶质的形成。

【忌吃食物】

 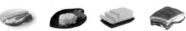

肥肉　　　猪油　　　奶油　　　腊肉

这些食物油厚肥腻，不利于筋骨愈合。

螃蟹　　　西瓜　　　柿子

这些食物性寒生冷，会使血液凝滞，导致局部血运不畅，对骨质增生患者无益。

【饮食原则】

1.宜食用可补肝肾、强筋骨的中药材和食材，例如补骨脂、骨碎补、续断、熟地黄、桂枝、牡蛎、脆骨、黑芝麻、黑豆、鳝鱼、猪腰、羊腰等。

2.宜食用可抗衰老的中药材和食材，如人参、冬虫夏草、田七、天麻、枸杞、山药、白术、西洋参、菠菜、洋葱等。

3.宜食含维生素 C 和维生素 D 丰富的食物，如苋菜、香菜、小白菜以及新鲜水果等。

4.忌食辛辣刺激的食物，如茴香、辣椒、花椒、胡椒、桂皮等。这些食物可刺激关节的炎症部位，使炎症加重，加剧骨质增生患者的关节疼痛。

淮山补骨脂粥

材料
水发大米 120 克，淮山块 40 克，补骨脂 10 克，枸杞少许

调料
盐、鸡粉各 2 克

做法

1. 砂锅注水烧开，倒入补骨脂，用小火煮约 15 分钟后捞出药材；倒入大米、淮山、枸杞，搅匀，烧开后用小火煲煮约 30 分钟，至米粒熟透。
2. 加盐、鸡粉，拌匀调味；关火后盛出即可。

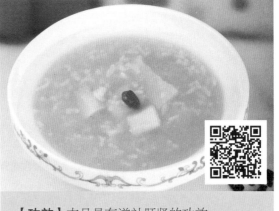

【功效】本品具有滋补肝肾的功效。

韭黄炒牡蛎

材料
牡蛎肉 400 克，韭黄 200 克，彩椒 50 克，姜片、葱花各少许

调料
生抽 8 毫升，生粉、鸡粉、盐、料酒、食用油各适量

做法

1. 韭黄切段；彩椒切条；牡蛎肉加入料酒、鸡粉、盐、生粉，拌匀腌渍片刻后焯水，备用。
2. 起油锅，放入姜片、葱花、牡蛎，炒匀；加彩椒、韭黄、生抽、料酒、鸡粉、盐，炒匀调味即可。

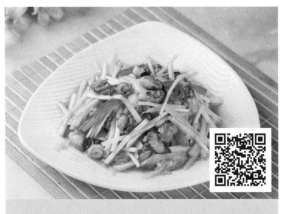

【功效】本品具有强健筋骨的功效。

风湿性关节炎

病症简介 风湿性关节炎是一种常见的急性或慢性结缔组织炎症，临床以关节和肌肉游走性酸楚、红肿、疼痛为特征。此病多发于中老年人，男性多于女性。

【宜吃食物】

马齿览　　丝瓜　　苦瓜　　苦菜

这些食物具有清热解毒功效，可以缓解局部发热，能改善风湿性关节炎的症状。

香菇　　　黑木耳

这些食物可以帮助风湿性关节炎患者提高免疫力，同时缓解红肿热痛等症状。

【忌吃食物】

海参　　　海鱼　　　淡菜

这些海产品含有一定量的血尿酸，被身体吸收后会在关节中形成尿酸结晶，会加重风湿性关节炎。

螃蟹　　　海带　　　柿子　　　冰淇淋

这些食物性寒生冷，风湿性关节炎患者食用后会加重其肢体关节疼痛。

【饮食原则】

1. 消除发热症状是治疗风湿病的前提，常见的中药材和食材有连翘、黄芩、薄荷、金银花、菊花、梨、甘蔗、西瓜、莲藕、赤小豆、丝瓜、薏米、绿豆等。

2. 宜食具有祛风除湿、消炎镇痛、活血通络功能的中药材，如肉桂、附子、干姜、延胡索、川芎、桑寄生、土茯苓、地龙等。

3. 宜吃富含维生素和钾盐的瓜果蔬菜及碱性食物，如土豆、红薯、白菜、苹果、牛奶、玉米、花菜等。

4. 忌食油厚肥腻的食物，如肥肉、奶油、牛髓、腊肉等。这些食物中含大量的脂肪，在体内的氧化过程中会产生大量酮体，会对关节形成刺激，加重风湿性关节炎病情。

红腰豆莲藕排骨汤

材料
莲藕 330 克，排骨 480 克，红腰豆 100 克，姜片少许

调料
盐 3 克

做法

1. 莲藕去皮切块；排骨焯水，待用。

2. 砂锅注水烧热，倒入排骨、莲藕、红腰豆、姜片，搅匀，煮开后转小火煮 2 小时至熟透。

3. 加盐搅匀调味，关火后盛出即可。

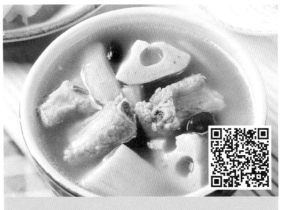

【功效】本品具有清热解毒的功效。

草菇花菜炒肉丝

材料
花菜 180 克，草菇 70 克，瘦肉 240 克，彩椒、葱段各适量

调料
盐、生抽、料酒、水淀粉、食用油各适量

做法

1. 草菇切块；彩椒切丝；花菜切小朵；再分别焯水。

2. 瘦肉切丝，加盐、水淀粉、食用油，拌匀腌渍。

3. 起油锅，倒入葱段、肉丝、焯过水的食材，炒匀；加入盐、生抽、水淀粉炒匀后盛出。

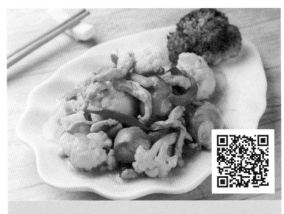

【功效】本品能有效提高身体免疫力。

类风湿性关节炎

病症简介 类风湿性关节炎是一种以关节病变为主的慢性全身自身免疫性疾病。临床表现为关节肿痛、软骨破坏、关节间隙变窄、关节僵直或畸形、功能障碍等。

【宜吃食物】

山药	扁豆	豆腐	芹菜

苦瓜	丝瓜	香菇	黑木耳

这些食物可改善新陈代谢功能，起到清热解毒作用，有助于缓解关节炎症状。

蓝莓	黑莓	南瓜	红薯

这些富含抗氧化剂的蔬果，具有良好的抗炎作用，可改善类风湿性关节炎。

【忌吃食物】

牛肉	羊肉	奶制品

高脂肪食物会刺激关节，患者不宜多吃。

【饮食原则】

1. 饮食宜清淡，这样可以保持较好的食欲，并且能让脾胃运化功能保持良好的状态，以增强抗病能力。
2. 忌海产类食品，因其中含有尿酸，被人体吸收后，能在关节中形成尿酸盐结晶，使关节症状加重。
3. 少食甜食，因糖类易致过敏，可加重关节滑膜炎的发展，易引起关节肿胀和疼痛加重。

> **【特别注意】** 饮食有节、起居有常、劳逸结合是强身保健的主要措施。有些类风湿性关节炎是在患了扁桃体炎、咽喉炎、鼻窦炎、慢性胆囊炎、龋齿等感染性疾病之后而发病的，所以要做好预防。

黄瓜腐竹汤

材料

黄瓜 250 克，水发腐竹 100 克，葱花少许

调料

盐、鸡粉各 2 克，食用油少许

做法

1. 起油锅，倒入切好的黄瓜片，炒匀；加入适量清水，拌匀；盖上盖，煮约 10 分钟。

2. 倒入腐竹段，拌匀；加入盐、鸡粉，拌匀调味，续煮约 10 分钟至食材熟透，盛出撒上葱花即可。

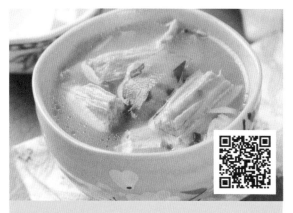

【功效】本品具有补益脾胃的功效。

黑蒜炒苦瓜

材料

黑蒜 70 克，苦瓜 200 克，豆豉 30 克，彩椒 65 克

调料

盐 2 克，鸡粉 3 克，芝麻油 5 毫升，水淀粉、食用油各适量

做法

1. 将彩椒切块；苦瓜去籽切片，焯水，备用。

2. 用油起锅，倒入豆豉、苦瓜片、彩椒块，炒匀；倒入黑蒜、盐、鸡粉，炒匀；放入水淀粉、芝麻油，翻炒至熟，关火后盛出即可。

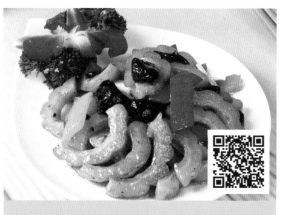

【功效】本品具有清热解毒的功效。

强直性脊柱炎

病症简介 强直性脊柱炎又称为类风湿性脊柱炎，是一种慢性炎症性疾病，主要侵犯骶髂关节、脊柱骨突、脊柱旁软组织及外周关节，并可伴发关节外表现。

【宜吃食物】

大豆　　黑豆　　黄豆

这些食物富含蛋白质和微量元素，可促进肌肉、骨骼、关节、肌腱的代谢，帮助修复病损的作用。

乌梅　　青梅　　桑葚

这些食物生津止渴，滋养肝脏，可缓解关节、筋骨的疼痛、拘挛，对强直性脊柱炎病人有益。

【忌吃食物】

辣椒　　花椒　　胡椒

这些辛辣食物，会刺激血液，易造成水肿等现象，对强直性脊柱炎患者不利。

 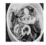

冰淇淋　　凉菜

这些生冷食物容易造成肠胃疾病，而肠胃炎疾病会诱发强直性脊柱炎。

【饮食原则】

1. 多吃蔬菜水果，补充维生素及矿物质等营养素，增强身体免疫力。
2. 宜吃富含蛋白质的食物，如牛肉、羊肉、鸡肉等。忌食发物，如虾、蟹等都有可能诱发身体炎症、过敏等症状，是强直性脊柱炎的诱因之一。
3. 油腻食物少吃甚至不吃。油腻食物是增加血液流通受阻几率的因素之一，不利于强直性脊柱炎患者的康复。
4. 戒烟戒酒。酒刺激血液，和辛辣食物同理，容易造成水肿等现象；烟中的尼古丁会造成血液的淤堵，加重患者的疼痛。

果汁牛奶

材料
橙子肉 200 克，纯牛
奶 100 毫升

调料
蜂蜜少许

做法

1. 橙子肉切小块，备用。

2. 取榨汁机，倒入橙子肉块，榨取橙汁。

3. 将榨好的橙汁倒入杯中，加入适量的纯牛奶，加入备好的蜂蜜，搅拌匀，即可饮用。

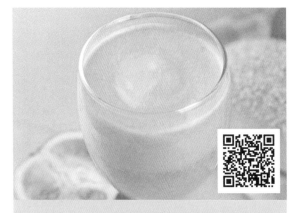

【功效】本品具有滋养肝脏的功效。

威灵仙桂圆薏米汤

材料
威灵仙 10 克，桂圆肉 20 克，水发薏米 50 克，枸杞适量

做法

1. 砂锅中注入适量清水烧开，放入洗净的威灵仙，盖上盖，用小火煮 20 分钟，至其析出有效成分。

2. 揭开盖，捞出药渣。

3. 倒入薏米、桂圆肉、枸杞，拌匀；盖上盖，用小火煮 30 分钟，至食材熟透；关火后盛出即可。

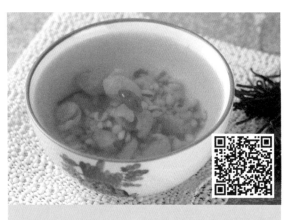

【功效】本品能有效增强体质。

颈椎病

病症简介 颈椎病是指因颈椎的退行性变引起颈椎管或椎间孔变形、狭窄，刺激、压迫颈部脊髓、神经根，并引起相应的临床症状的疾病。多发于中老年人。

【宜吃食物】

| 白芷 | 川芎 | 桂枝 | 地龙 |

这些中药材可祛湿止痛，能有效减缓风寒湿邪的侵袭，防止颈椎病加重。

| 板栗 | 排骨 | 鸡爪 | 牛奶 |

这些食物含有丰富的钙，食用后有利于颈椎病患者钙的补充。

【忌吃食物】

| 咖啡 | 可乐 | 巧克力 | 浓茶 |

这些饮品会增加尿钙的排泄，降低肠道对钙的吸收，易诱发骨质疏松，不利于颈椎病患者的病情。

【饮食原则】

1. 治疗颈椎病可从疏通颈椎部的经络、促进血液运行着手，防治疼痛、麻木、颈部结节等症状，常用的中药材有：桂枝、桑寄生、川芎、延胡索、钩藤、鸡血藤、骨碎补、田七、红花。

2. 应该多吃新鲜蔬菜和水果，如豆芽、海带、木耳、大蒜、芹菜、红薯、绿豆等。

3. 忌食油厚肥腻的食物，如肥肉、牛髓、猪油、奶油、腊肉等。过多的脂肪摄入，会使血液黏稠度升高，影响颈椎的血液供应，从而加重颈椎病的程度。

4. 慎食性寒生冷的食物，如螃蟹、柿子、苦瓜、西瓜、生黄瓜等。它们可使血液凝滞，让身体血运不畅，筋骨失养，不利于颈椎病的病情。

【特别注意】 患者在平常的生活中，要注意防寒保暖，避免颈肩部受到寒冷和潮湿的侵袭；避免参加重体力劳动、提取重物等，以免加重颈椎病症状；避免长时间地持续低头工作。

黑豆烧排骨

材料

排骨 400 克，海带结、水发黑豆各 100 克，辣椒丝、姜丝各少许

调料

盐 2 克，鸡粉 3 克，料酒 5 毫升，水淀粉、食用油各适量

做法

1. 起油锅，放入辣椒丝、姜丝、焯过水的排骨，炒匀；倒入黑豆、清水、盐、鸡粉、料酒，焖 20 分钟；加海带结炒匀，再焖 10 分钟。

2. 倒入水淀粉，炒匀，关火后盛出即可。

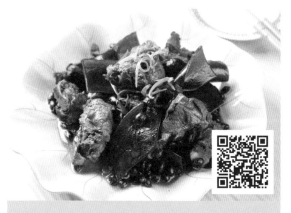

【功效】本品能有效补充钙质。

银杏叶川芎红花茶

材料

川芎 10 克，银杏叶 5 克，红花 4 克

做法

1. 砂锅中注入适量清水烧开，放入备好的药材，搅散，盖上盖，煮沸后用小火煮约 5 分钟，至其析出有效成分。

2. 揭盖，搅拌片刻，关火后盛出煮好的药茶。

3. 装入杯中，趁热饮用即可。

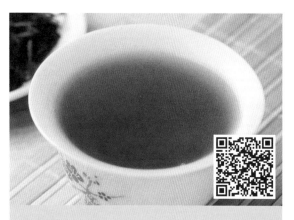

【功效】本品能疏通经络，促进血液循环。

肩周炎

病症简介 肩周炎是肩关节周围肌肉、肌腱、滑囊和关节囊等软组织的慢性无菌性炎症。炎症导致关节内外粘连，从而影响肩关节的活动。本病多发于 40 岁以上人群。

【宜吃食物】

牛奶　　绿叶蔬菜

这些食物可增加免疫力，促进血液循环，有利于缓解肩周炎症状。

【忌吃食物】

牛肉　动物内脏　鲹鱼　秋刀鱼

这些食物含嘌呤多，食用过多就会出现尿酸沉积的问题，从而诱发关节炎等，加重肩周炎的病情。

豆腐　　绿豆　　海带　　柿子

这些食物性味寒凉，而肩周炎多是受了外界风、寒、湿的三种邪气，若日常饮食寒凉会加重病情。

【饮食原则】

1. 发病期间，应选择具有温通经脉、祛风散寒、除湿镇痛作用的中药材和食物，如附子、丹参、鸡血藤、川芎、肉桂、桂枝、黄柏、薏米、羊肉、狗肉、葱、花椒、胡椒、生姜、樱桃、木瓜等。

2. 静养期间则应以补气养血或滋养肝肾等扶正法为主，宜吃当归、桑葚、葡萄、板栗、黄鳝、红枣、阿胶等。

3. 忌食油厚肥腻的食物，如油条、肥肉、鹅肉、奶油、黄油、猪油等。这些食物中的脂肪含量很高，脂肪在体内的氧化过程中会产生大量酮体，而过多的酮体会对关节形成刺激作用，从而加重肩周炎的炎症病情。

4. 忌吃海味，如海参、海带、海菜、海鱼等含有一定的尿酸，被身体吸收后，能在关节中形成尿酸盐结晶，使关节炎的病情加重。

【特别注意】要注意肩部的防寒保暖，一旦受凉，应及时就诊治疗。要加强锻炼，特别是肩关节肌肉的锻炼。经常伏案、双肩经常处于外展工作的人，要注意纠正不良姿势。

淮山鳝鱼汤

材料
鳝鱼 120 克，巴戟天、
黄芪、枸杞各 10 克，
淮山 35 克，姜少许

调料
盐 2 克，鸡粉 2 克，
料酒 10 毫升

做法

1. 处理干净的鳝鱼切段，焯水，捞出沥干，备用。

2. 砂锅注水烧开，放入姜片、药材、鳝鱼段、料
   酒，水烧开后用小火煮 30 分钟至食材熟透。

3. 放盐、鸡粉，拌匀调味，盛出即可。

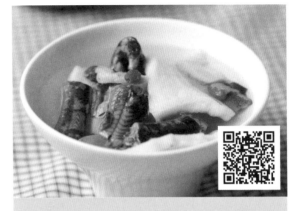

【功效】本品具有益气补血的功效。

桂圆阿胶红枣粥

材料
水发大米 180 克，桂
圆肉 30 克，红枣 35
克，阿胶 15 克

调料
白糖 30 克，白酒少许

做法

1. 砂锅注水烧开，倒入洗净的大米，拌匀；加入
   红枣、桂圆，用小火煮 30 分钟至其熟软。

2. 加入阿胶、白酒，拌匀，用小火续煮 10 分钟。

3. 加入白糖拌匀，煮至溶化，关火后盛出即可。

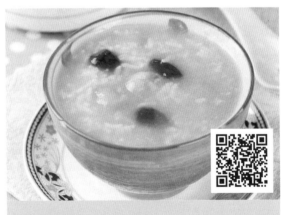

【功效】本品具有滋补肝肾的功效。

腰椎间盘突出

病症简介 腰椎间盘突出症是椎间盘的纤维环破裂，髓核组织从破裂之处突出（或脱出）于后方或椎管内，导致相邻脊神经根遭受刺激或压迫，从而产生如腰部疼痛等临床症状。

【宜吃食物】

玉米　　牛奶　　猕猴桃　　桃子

这些食物富含维生素 E，有扩张血管、促进血流、消除肌肉紧张的作用，能有效缓解疼痛。

猪肉　　鸡肉　　鸡蛋　　大豆

这些食物富含蛋白质，蛋白质是形成肌肉、韧带等不可缺少的营养素，适当食用可缓解腰部疼痛。

【忌吃食物】

肥肉　　油炸食品

这些食物脂肪含量较高，容易引起大便干燥，排便用力会导致腰部病情加重。

【饮食原则】

1. 人体骨骼中的主要成分是钙质，身体缺乏钙质，新陈代谢就会受到影响。适当进食牛奶、酸奶、鱼肉等富含钙质的食物，有助预防身体缺钙情况出现。

2. 红薯、马铃薯、油菜花、青椒、青白萝卜叶、油菜、菜花、卷心菜等食物富含维生素 C，能促进结缔组织的形成，可使腰椎间盘的纤维环更结实强健，对腰部病症有利。

3. 日常以蔬菜水果为主，蔬菜放一点盐和油煮熟，吃菜喝汤；多喝新鲜的果汁。

4. 腰椎间盘突出者胃肠蠕动慢，消化功能降低，故应合理安排饮食，注意少食多餐；又因其活动量减少，更应限制饮食，以防肠胃负担过重。

5. 饮食宜清淡，过咸、油腻、辛辣刺激食品会引起体内酸碱值的波动，加重疼痛症状。

【特别注意】①避免过多过度的弯腰及扭转腰椎，不可长时间进行坐位工作。②避免背持重物，减少腰椎的受力。③注意腰部及下肢保暖，不可贪凉，否则会诱发或加重症状。

田七牛膝杜仲煲乌鸡

材料
乌鸡块300克，红枣、
杜仲、田七、牛膝、
黄芪、党参各少许

调料
盐2克

做法

1. 砂锅注水烧热，倒入汆过水的乌鸡块，加入杜仲、红枣、田七、牛膝、黄芪和党参，拌匀，水烧开后转小火煮约150分钟，至食材熟透。

2. 加盐拌匀，改中火略煮至入味，关火后盛出。

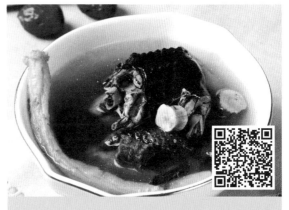

【功效】本品具有保肝护肾的功效。

西瓜米糊

材料
猪腰250克，姜片、
葱结、香菜段各少许

调料
盐、生抽、料酒、陈醋、
芝麻油各适量

做法

1. 锅中注水烧开，加入料酒、盐、生抽、姜片、葱结，大火略煮；倒入去除筋膜的猪腰，拌匀，中火煮约6分钟至熟，捞出，放凉后切成粗丝。

2. 碗中放入切好的猪腰、香菜段、生抽、盐、陈醋、芝麻油，拌匀，倒入盘中即可。

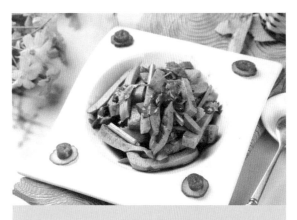

【功效】本品可以补充蛋白质。

腰肌劳损

病症简介 腰肌劳损，又称功能性腰痛、慢性下腰损伤、腰臀肌筋膜炎等，实为腰部肌肉及其附着点筋膜或骨膜的慢性损伤性炎症，主要症状是腰或腰骶部胀痛、酸痛等。

【宜吃食物】

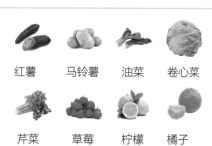

| 红薯 | 马铃薯 | 油菜 | 卷心菜 |
| 芹菜 | 草莓 | 柠檬 | 橘子 |

这些食物富含维生素 C，能促进结缔组织的形成，可使腰椎间盘的纤维环更结实强健，对腰肌劳损病情有利。

【忌吃食物】

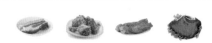

肥肉　炸鸡　油条　动物肝脏

这些食物含高脂肪、高胆固醇，食用后产生的代谢产物和炎症介质可抑制 T 淋巴细胞功能，易加重关节疼痛、肿胀、骨质脱钙疏松。

【饮食原则】

1. 腰肌劳损的饮食原则是常吃具有壮腰补肾、活血通络的食品，如核桃、栗子、里脊肉、韭菜、山楂、丝瓜、枸杞等。
2. 要少食牛奶、羊奶等奶类和花生、巧克力、小米、干酪、奶糖等含酪氨酸、苯丙氨酸和色氨酸的食物。这些食物能产生致关节炎的介质，易致过敏而引起关节炎加重、复发或恶化。
3. 少食甜食，因糖类易致过敏，可加重关节滑膜炎的发展，易引起关节肿胀和疼痛加重。
4. 少饮酒，少喝咖啡、茶等饮料，避免关节炎恶化。

【特别注意】 日常生活中应当注意劳逸结合，不要长时间保持某一固定体位，要适当调整变换姿势。预防腰肌劳损平时要加强腰背肌及脊椎间韧带的锻炼，促进气血流通，增强腰部筋肉的力量。在体育运动或搬抬重物前要做好准备活动，防止突然用力使腰部扭伤。

西芹肉片

材料

西芹 170 克，牛肉 180 克，姜末、蒜末 各少许

调料

盐、鸡粉、白糖、料 酒、水淀粉、沙茶酱、 食用油各适量

做法

1. 西芹切段；牛肉切片，加入盐、料酒、水淀粉、 食用油，拌匀腌渍；再将西芹、牛肉焯水，备用。

2. 热锅注油，倒入姜末、蒜末、牛肉，倒入沙 茶酱、盐、鸡粉、白糖，拌匀，盛出浇在西 芹上即可。

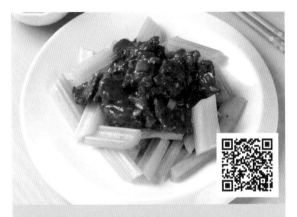

【功效】本品具有益气活血的功效。

鹿茸花菇牛尾汤

材料

牛尾段 300 克，水发 花菇、蜜枣、枸杞、 鹿茸、葱花各适量

调料

盐 3 克，鸡粉 2 克， 料酒 8 毫升

做法

1. 将花菇洗净切块；牛尾段洗净焯水，备用。

2. 砂锅注水烧开，倒入牛尾段、枸杞、鹿茸、蜜 枣，炒匀；加入花菇、料酒，烧开后用小火煮 约 2 小时；加鸡粉、盐拌匀，盛出撒上葱花即可。

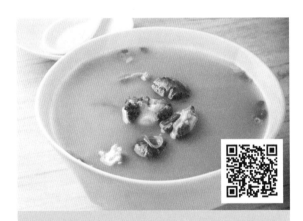

【功效】本品具有保肝护肾的功效。

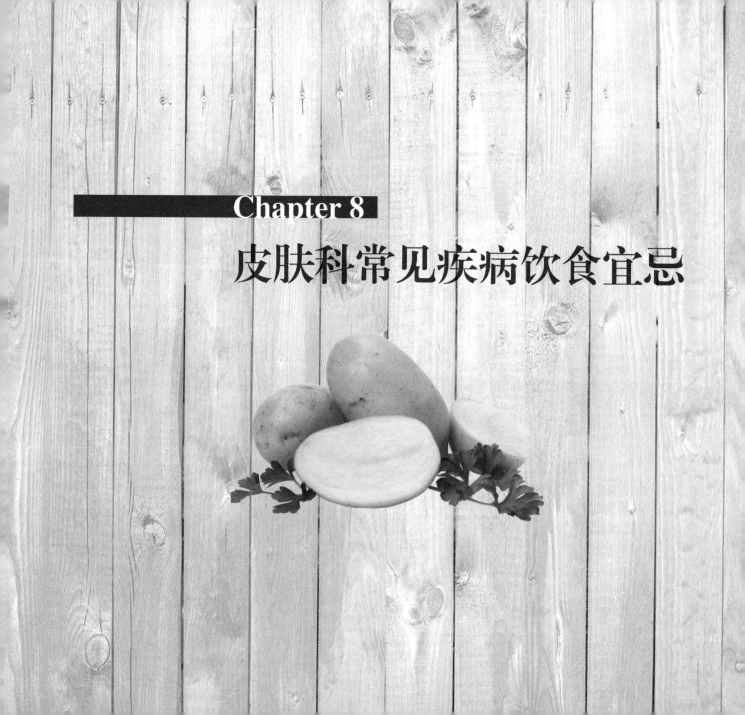

Chapter 8

皮肤科常见疾病饮食宜忌

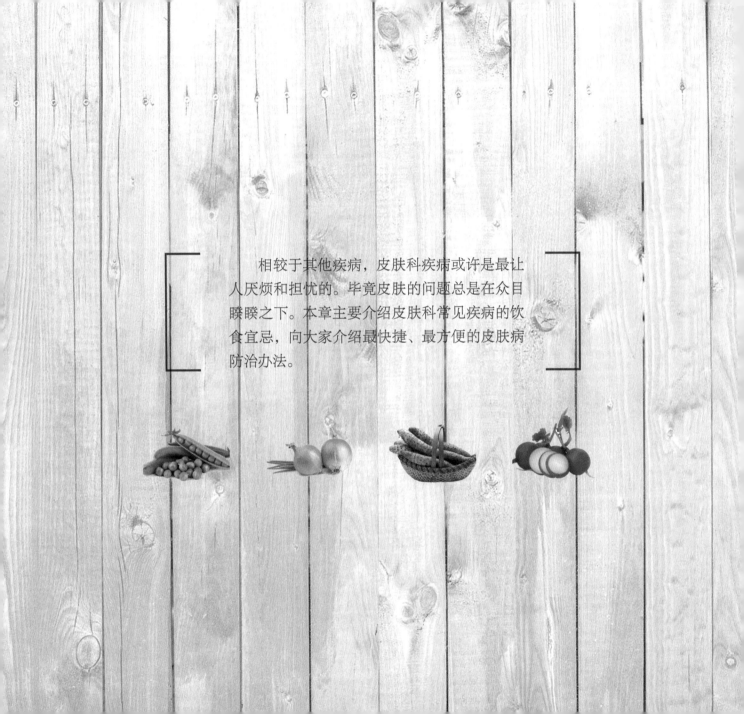

相较于其他疾病，皮肤科疾病或许是最让人厌烦和担忧的。毕竟皮肤的问题总是在众目睽睽之下。本章主要介绍皮肤科常见疾病的饮食宜忌，向大家介绍最快捷、最方便的皮肤病防治办法。

痤疮

病症简介 痤疮是美容皮肤科最常见的病症之一，又叫青春痘、粉刺、毛囊炎。多发于面部，常见于青春发育期的青少年。

【宜吃食物】

胡萝卜　韭菜　荠菜　菠菜

这些食材富含维生素 A，有益于上皮细胞的增生，能防止毛囊角化，消除粉刺。

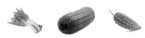

莴笋　丝瓜　苦瓜　西红柿

这些食材属清凉祛热之品，具有清凉祛热、生津润燥的作用。

【忌吃食物】

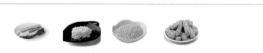

肥肉　猪油　芝麻　花生

这些食材肥甘厚味，易加重痤疮病情，不宜食用。

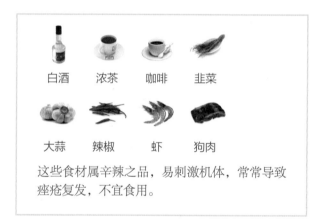

白酒　浓茶　咖啡　韭菜

大蒜　辣椒　虾　狗肉

这些食材属辛辣之品，易刺激机体，常常导致痤疮复发，不宜食用。

【饮食原则】

1.忌食高脂肪食物，脂肪含量高的食物比较油腻，这样的食物吃了以后会产生大量的热能，促使皮脂腺分泌，使油脂旺盛，对病情不利。

2.痤疮患者不可以吃辛辣之物，这些食物食用后会生内热，典型食物有牛羊肉、狗肉等。

3.禁食腥发之物。腥发之物可以引起过敏，导致疾病加重。所以，一些海产品如海鳗、海虾、海蟹和带鱼等要禁食。

绿豆薏米粥

材料

水发绿豆 150 克，水发薏米 70 克，茯苓粉少许

做法

1. 砂锅中注水烧开，倒入绿豆、薏米，煮至食材熟软。

2. 倒入茯苓粉，拌匀，用大火略煮片刻。

3. 关火后盛出煮好的粥即可。

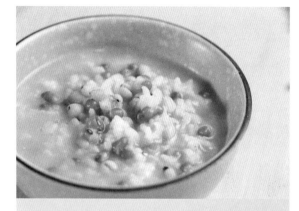

【功效】本品具有祛湿、降火的功效。

丝瓜焖黄豆

材料

丝瓜 180 克，水发黄豆 100 克，姜片、葱段各少许

调料

生抽 4 毫升，鸡粉 2 克，豆瓣酱、水淀粉、盐、食用油各适量

做法

1. 丝瓜去皮切块；黄豆焯水。

2. 油爆姜片，倒入黄豆，注入清水，放入生抽、盐、鸡粉，焖至黄豆熟软；倒入丝瓜焖至熟；放入葱段、豆瓣酱、水淀粉，拌匀调味。

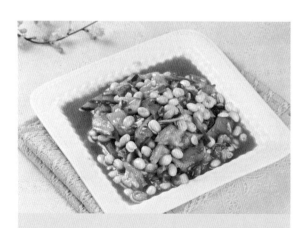

【功效】本品具有祛湿、提高免疫力的功效。

湿疹

病症简介 湿疹是由多种内、外因素引起的浅层真皮及表皮炎。其临床表现具有对称性、渗出性、瘙痒性、多形性和复发性等特点。本病易发于每年 10 月至次年 5 月。

【宜吃食物】

马齿苋　　绿豆　　赤小豆　　苋菜

荠菜　　冬瓜　　苦瓜　　鱼腥草

这些食物属清淡之品，有清热利湿的作用，可改善湿疹症状。

【忌吃食物】

洋葱　　大蒜　　芥末　　胡椒　　辣椒

这些刺激性调味品，易导致皮肤病发作，不适合湿疹患者食用。

巧克力　　奶油蛋糕　　油炸物　　肥肉

这些食材属于高热量或高脂肪的食品，食用后易生湿生痰，导致湿疹加重。

【饮食原则】

1. 皮肤出现湿疹时，禁食油腻的食物，多吃清淡的食物，例如蔬菜、水果、豆类等。

2. 维生素 C 有很好的抗氧化作用，对湿疹有很好的防治作用。可以去药店购买维生素 C 片，或者多吃含维生素 C 的食物。

3. 忌食辛、辣、腥、发的食物。如辣椒及海鲜对于皮肤病有很强的刺激作用，容易使病情加重，在湿疹期间不要食用此类食物。

4. 忌喝酒，酒对人体有很大的刺激作用，湿疹期间饮酒容易加重病情。

山药土茯苓煲瘦肉

材料
猪瘦肉 260 克，淮山、
土茯苓、姜片各少许

调料
料酒 4 毫升，盐 2 克，
鸡粉 2 克

做法

1. 洗好的猪瘦肉切成丁；锅中注水烧开，倒入瘦
   肉，淋入料酒，汆去血水，捞出。

2. 砂锅中注水烧热，倒入土茯苓、淮山、姜片，
   放入瘦肉，淋入料酒，煮约 40 分钟。

3. 加入盐、鸡粉，拌匀调味即可。

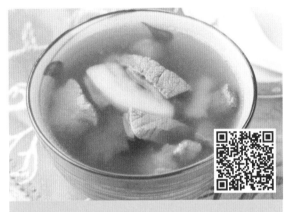

【功效】本品具有健脾祛湿、排毒的功效。

芦荟银耳炖雪梨

材料
芦荟 85 克，水发银
耳、红薯、雪梨各
100 克，枸杞 10 克

调料
冰糖 40 克

做法

1. 雪梨去皮去核，切块；红薯洗净去皮切块；芦
   荟洗净切块；银耳切去黄色根部，再切成块。

2. 砂锅注水烧开，倒入红薯、银耳、雪梨，煮至
   熟软；加入冰糖、枸杞、芦荟，续煮片刻即可。

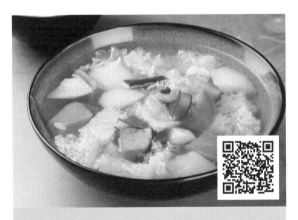

【功效】本品具有通便排毒的功效。

151

荨麻疹

病症简介 荨麻疹是一种常见的皮肤病，是由多种不同原因所导致的一种皮肤黏膜血管反应性疾病。表现为时隐时现的、边缘清楚的、红色或白色的瘙痒性风团，俗称"风疹块"。

【宜吃食物】

冬瓜　　南瓜　　荸荠　　薏米

这些食材具有清热解毒的作用，适宜温热蕴结的荨麻疹患者食用。

粳米　　籼米　　高粱　　黄豆

这些食材有滋补强身的作用，适合荨麻疹属寒疹者食用。

【忌吃食物】

鱼类　　虾　　螃蟹　　贝类

海鲜类食物易导致皮肤病复发和引起过敏，荨麻疹患者不宜食用。

芹菜　　香菜　　辣椒　　草莓

这些食材可以诱发荨麻疹，不适合荨麻疹患者食用。

【饮食原则】

1.饮食宜清淡，多食富有营养、易消化的食物，如瘦肉、鸡肉、鱼肉等。
2.适宜多进食具有清热、祛湿、利尿的食物。适宜多摄入含膳食纤维多的食物，有助于通便与毒素的排出。
3.忌食辛辣、煎炸、刺激性、燥热的食物，以免助热生风，诱发或加重病情。
4.忌食海鲜类等过敏食物，如虾、蟹，以免过敏而诱发或加重病情。

竹笋炒鸡丝

材料
竹笋 170 克，鸡胸肉 230 克，彩椒 35 克，姜末、蒜末各少许

调料
盐 2 克，鸡粉 2 克，料酒 3 毫升，水淀粉、食用油各适量

做法

1. 竹笋切丝，焯水；彩椒切丝；鸡胸肉切丝，加盐、鸡粉、水淀粉、食用油，腌渍约 10 分钟。
2. 油爆姜、蒜末，倒入鸡胸肉，淋料酒炒香，倒入彩椒、竹笋丝，加盐、鸡粉、水淀粉炒匀即可。

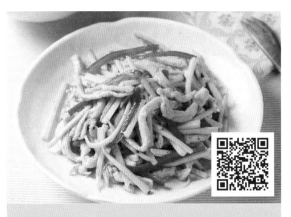

【功效】本品具有提高免疫力的作用。

紫甘蓝雪梨玉米沙拉

材料
雪梨、黄瓜、紫甘蓝、西芹、鲜玉米粒各 100 克

调料
盐 2 克，沙拉酱 15 克

做法

1. 西芹、黄瓜切丁；雪梨去皮去核，切块；紫甘蓝切块，焯水；玉米粒焯水，备用。
2. 将西芹、雪梨、黄瓜倒入碗中，加入紫甘蓝和玉米粒，倒入沙拉酱，用勺子搅拌匀即可。

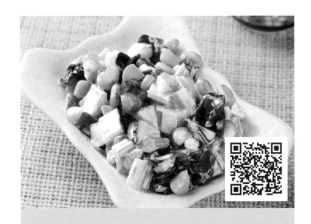

【功效】本品具有清热凉血的功效。

黄褐斑

病症简介 黄褐斑，又称"蝴蝶斑"，是有黄褐色色素沉着性的皮肤病。内分泌异常是本病发生的原因，与妊娠、月经不调、痛经、失眠、慢性肝病及日晒等有一定的关系。

【宜吃食物】

西红柿　猕猴桃　红枣　柑橘

这些水果富含维生素C，能抑制黑色素的形成，减少面部色素的沉淀。

大豆　麦芽　蛋黄　黑芝麻

这些食材富含维生素E，长期食用利于色素减退。

【忌吃食物】

咖啡　桂皮　辣椒　胡椒

这些辛辣刺激性的食物，对黄褐斑患者病情不利。

带鱼　黄鱼　虾　螃蟹

这些海产品含有过敏物，黄褐斑患者不宜食用。

【饮食原则】

1.黄褐斑患者在日常饮食上要格外注意，尽量不要食用一些带有辛辣刺激性的食物。如葱、姜、蒜、咖啡、桂皮、辣椒等，因这类食物很容易导致患者的病情的加重或复发。

2.患有黄褐斑的患者尽量避免食用鱼、虾等一系列的海产品，这些海产品中含有会导致人体过敏的物质，患者食用过量的话很容易导致黄褐斑病情的加重甚至复发。

3.患者可以适当的食用一些猕猴桃，因为猕猴桃中含有丰富的食物纤维，主要包括维生素B、维生素C、钙、磷、钾等微量元素，这些对于人体有益的物质能够有效的抑制皮肤氧化，干扰黑色素的形成，最终起到预防黄褐斑发生的效果。

金菊玫瑰花茶

材料

金银花 5 克，玫瑰花 4 克，菊花 3 克

做法

1. 取备好的茶杯，放入金银花、菊花、玫瑰花，注入少许开水，冲洗一遍。

2. 去除杂质，倒掉杯中的热水，杯中再次注入开水，至八九分满。

3. 盖好盖，泡约 5 分钟，至散出清香味，取下茶杯盖，趁热饮用即可。

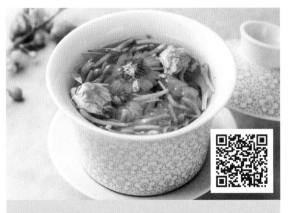

【功效】本品具有疏肝解郁的功效。

黄瓜酿肉

材料

猪肉末 150 克，黄瓜 200 克，葱花少许

调料

鸡粉、盐、生抽、水淀粉、生粉、食用油各适量

做法

1. 黄瓜去皮切段，做成黄瓜盅，焯水；猪肉末中加鸡粉、盐、生抽、水淀粉，腌渍片刻。

2. 在黄瓜盅内抹上生粉，放入猪肉末，再放入蒸锅中蒸 5 分钟至熟，取出撒上葱花即可。

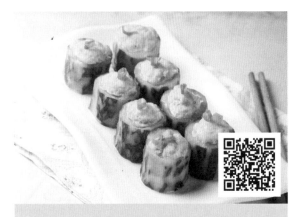

【功效】本品能解郁美颜。

牛皮癣

病症简介　牛皮癣又叫银屑病，是一种有特征鳞屑性红斑的复发性、慢性皮肤病。其特征是出现大小不等的丘疹，好发于头皮、四肢及背部。

【宜吃食物】

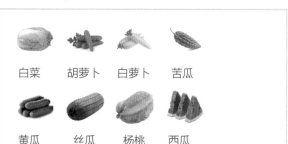

白菜　胡萝卜　白萝卜　苦瓜

黄瓜　丝瓜　杨桃　西瓜

这些食材均有清热、解毒的作用，能辅助改善牛皮癣引起的皮肤不适。

【忌吃食物】

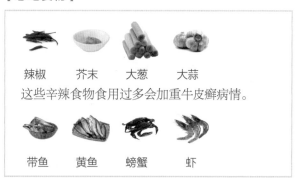

辣椒　芥末　大葱　大蒜

这些辛辣食物食用过多会加重牛皮癣病情。

带鱼　黄鱼　螃蟹　虾

这些水产品大多咸寒而腥，对于体质过敏者，易诱发过敏性疾病，也易催发各种皮肤病。

【饮食原则】

1. 牛皮癣患者要注意粗细搭配，经常吃一些粗粮、杂粮等。

2. 多吃蔬菜、水果和薯类食物，这些食物在保持牛皮癣患者心血管健康、增强抗病能力、减少心脏病发生等方面起着十分重要的作用。

3. 寻常型牛皮癣患者应少饮酒，因为过多饮酒可导致患者食欲下降，食物摄入减少。从而可能发生多种营养素缺乏症。

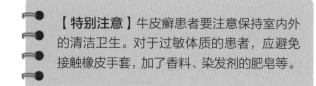

【特别注意】牛皮癣患者要注意保持室内外的清洁卫生。对于过敏体质的患者，应避免接触橡皮手套，加了香料、染发剂的肥皂等。

洋葱拌西红柿

材料
洋葱 85 克，西红柿 70 克

调料
白糖 4 克，白醋 10 毫升

做法

1. 洗净的洋葱切片，再切成丝；洗好的西红柿切成瓣。

2. 把洋葱丝装入碗中，加入白糖、白醋，搅拌匀至白糖溶化，腌渍约 20 分钟；碗中倒入西红柿，搅拌匀，将拌好的食材装入盘中即可。

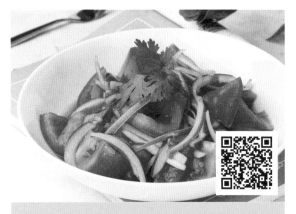

【功效】本品营养丰富，能提高免疫力。

芦笋鲜蘑菇炒肉丝

材料
芦笋 75 克，口蘑 60 克，猪肉 110 克

调料
盐 2 克，鸡粉 2 克，料酒 5 毫升，水淀粉、食用油各适量

做法

1. 洗净的口蘑、芦笋切条；洗净的猪肉切细丝，加盐、鸡粉、水淀粉、食用油，腌渍 10 分钟。

2. 起油锅，倒入口蘑、芦笋、肉丝，加料酒、盐、鸡粉、水淀粉，炒入味盛出即可。

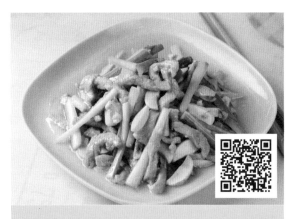

【功效】本品营养丰富，有生津润燥的作用。

皲裂症

病症简介 皲裂症是指手、足部皮肤由于各种原因所致的皮肤干燥和线状裂隙的一种疾病。多见于老年人及妇女。

【宜吃食物】

蜂蜜　　胡萝卜　　牛奶　　南瓜　　蘑菇

这些食材均有滋润皮肤的作用，能改善皮肤细胞活性，消除皱纹和皲裂。

石榴　　苹果　　葡萄　　猕猴桃　　红枣

这些食物都是护肤佳品，能滋养肌肤、防止皮肤干裂。

【忌吃食物】

大葱　　生姜　　辣椒　　胡椒

这些刺激性食物可导致皮肤干燥、粗糙。

【饮食原则】

1.生活中可以多吃一些富含维生素 A 的食物，如胡萝卜、豆类、绿叶蔬菜、鱼类、肝脏、牛奶等都可以。维生素 A 能够有效帮助促进上皮生长、保护皮肤、防止皲裂的发生。

2.水果蔬菜也是平时不可忽略的好食物，能帮助补充水分，有效防止手足皲裂。

3.要多吃一些脂肪类、糖类食物，这类食物对于皮脂腺的分泌具有促进作用，皮脂腺的分泌量增加了，皮肤的干燥和皲裂症状自然就得到缓解。

4.为避免因体内缺水而引起皮肤干燥，建议饮水量为每日 6 杯至 8 杯。同时还可以饮用果汁、矿泉水、茶水等为身体补充水分。

【特别注意】 生活中要注意：洗手、足时避免用碱性过强的肥皂、碱水及其它洗涤剂。冬季常用温水浸泡手、足；浴后擦干水分，及时涂抹护肤品保持皮肤滋润，并且要注意保暖。

百合玉竹粥

材料

水发大米 130 克，鲜百合 40 克，水发玉竹 10 克

做法

1. 砂锅中注水烧热，倒入洗净的玉竹，放入洗好的大米，拌匀，烧开后用小火煮约 15 分钟。

2. 倒入洗净的百合，搅拌均匀，用小火续煮约 15 分钟至食材熟透。

3. 关火后盛出煮好的粥即可。

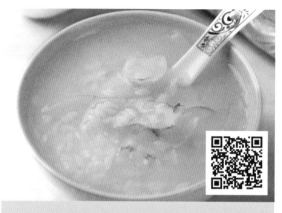

【功效】本品具有滋阴润燥的作用。

黑芝麻牛奶粥

材料

熟黑芝麻粉 15 克，大米 500 克，牛奶 200 毫升

调料

白糖 5 克

做法

1. 砂锅中注水，倒入大米，煮 30 分钟至大米熟软。

2. 倒入牛奶，拌匀，用小火续煮 2 分钟至入味。

3. 倒入黑芝麻粉，拌匀，加入白糖，拌匀，稍煮片刻；盛出煮好的粥，装在碗中即可。

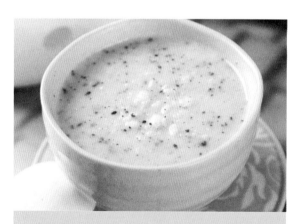

【功效】本品能滋养肌肤、美容护肤。

皮肤瘙痒

病症简介 皮肤瘙痒是一种自觉皮肤瘙痒而无原发性损害的皮肤病。临床上可分为全身性皮肤瘙痒和局限性皮肤瘙痒，后者多局限在肛门和外阴部。

【宜吃食物】

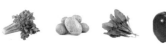

芹菜　　土豆　　菠菜　　苹果　　桑葚

这些食物含丰富的膳食纤维，有助于通便，排出毒素，缓解皮肤瘙痒。

生地　　石斛　　百合　　玉竹　　银耳

这些食物均有滋阴润肤、生津止渴的作用，对缓解皮肤瘙痒有益。

【忌吃食物】

烧烤　　炸薯条　　辣椒　　白酒

这些食物都会加重皮肤血管扩张，激发或加重皮肤瘙痒。

虾　　螃蟹　　黄鱼　　带鱼

这些水产品属于过敏食物，食用后会诱发或加重皮肤瘙痒。

【饮食原则】

1.多吃富含维生素 A 的食物，如瘦肉、动物肝脏、胡萝卜、菠菜和豆制品等。

2.瘙痒严重可吃苋菜、白菜、芥菜、海带、紫菜、鸡血等食物。

3.宜吃凉血解毒食物，如绿豆、粳米、黄瓜、苦瓜、马齿苋、绿茶等。

4.少吃高脂肪食物，高脂肪食物会增加皮肤上油脂的负担；糖类食物也要少吃，过多的糖会增加皮肤上细菌的繁殖，刺激皮肤，造成皮肤瘙痒。

5.忌吃海产品、辛辣刺激性食物。

香菇扒生菜

材料
生菜 400 克，香菇 70 克，彩椒 50 克

调料
盐、鸡粉各 2 克,蚝油、老抽、生抽、水淀粉、食用油各适量

做法

1. 生菜切开焯水；香菇切花刀，焯水；彩椒切粗丝。

2. 起油锅，注入清水，放入香菇、盐、鸡粉、蚝油、生抽，煮沸；加老抽、水淀粉勾芡，倒入摆有生菜的盘子里，撒上彩椒丝即可。

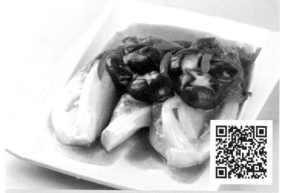

【功效】本品能改善因伤阴燥热引起的皮肤瘙痒。

香浓豌豆蒸排骨

材料
排骨 200 克，豌豆 100 克，姜丝、葱花各少许

调料
盐 5 克，干粉 10 克，蚝油、酱油、食用油各少许

做法

1. 洗净的排骨中加入盐、蚝油、酱油、食用油、姜丝，拌匀，再倒入干粉拌匀，腌渍 10 分钟。

2. 蒸锅内放入排骨，大火蒸 30 分钟；再将豌豆铺在排骨上续蒸 8 分钟，取出，撒上葱花即可。

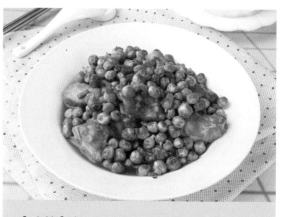

【功效】本品能提高机体免疫能力。

冻疮

病症简介 冻疮是由于皮肤暴露于零摄氏度以下的寒冷环境中引起的局限性、红斑性炎症损害。冻疮表现为单个或多发的肿胀性鲜红或暗红色斑疹、丘疹或结节，严重者可见水疱和溃疡。

【宜吃食物】

羊肉　　狗肉　　洋葱　　花椒

这些食物属于温热性食物，可预防冻疮。

山楂　　茄子　　当归　　玫瑰花

这些食材（药材）具有活血化瘀的作用，能促进血液循环，防治冻疮。

【忌吃食物】

苦瓜　　黄瓜　　绿豆　　海带

这些食材寒凉，食用后不利于冻疮的恢复。

【饮食原则】

1. 多吃些富含烟酸的食物，如花生、肉类、口蘑、香菇、猪肝、猪心、牛肉、羊肝、羊肾、鸡肝、鸡心、鸭肝、鲤鱼等。烟酸具有提高微血管抵抗力和防止小血管出血等作用，对于冻疮复发的预防有很大好处。

2. 吃些抗寒、活血的食物，如韭菜、胡桃仁、栗子、雀肉、羊肉、狗肉、鹿肉、海参、河虾、大枣、山楂、桂花、茴香、葱、姜等，有利于提高机体的耐寒能力。

3. 柑橘、牛奶、猪瘦肉等富含蛋白质或维生素C的食物，能补充身体日常活动所需的营养素，对皮肤的恢复也有益处。

4. 带鱼、贝类、虾等海产品具有较强的催发作用，冻疮初起时不宜食用。

5. 避免浓茶、咖啡、酒类。

【特别注意】 经常用辣椒秧、茄子秧熬水洗，或用生姜涂搽局部有一定的预防作用。忌用火烤、热水烫等加热措施复温。

甘草桂枝茶

材料

炙甘草 10 克，桂枝 15 克

做法

1. 取一茶杯，放入备好的桂枝和炙甘草。
2. 注入适量的开水，浸泡约 5 分钟即可。

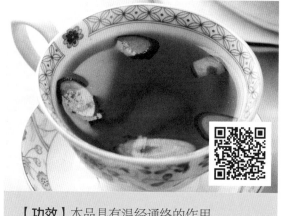

【功效】本品具有温经通络的作用。

当归生姜羊肉汤

材料

羊肉 400 克，当归 10 克，姜片 40 克，香菜段少许

调料

料酒 8 毫升，盐 2 克，鸡粉 2 克

做法

1. 砂锅注水烧开，倒入当归和姜片，放入焯过水的羊肉，淋入料酒，拌匀，炖 2 小时至羊肉软烂。
2. 放盐、鸡粉，拌匀调味，夹去当归和姜片，盛出撒上香菜段即可。

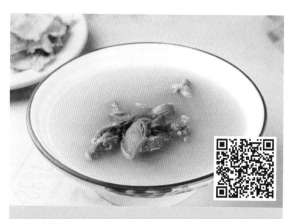

【功效】本品具有温阳祛寒的作用。

腋臭

病症简介 腋臭是指分泌的汗液有特殊的臭味或汗液经分解后产生臭味。多见于多汗、汗液不易蒸发和大汗腺所在的部位，如腋窝、足部、外阴及女性乳房下方等。

【宜吃食物】

白菜　　橙子　　西瓜　　冬瓜

这些食物水分含量高，且纤维性强，能够加速排便排毒，减轻气味。

苹果　　香蕉　　火龙果　　菠萝

这些水果富含水分，可以将肠胃内有机质排出体外，降低细菌在体内滋生，从而减轻腋臭症状。

【忌吃食物】

洋葱　　大蒜　　辣椒　　胡椒

这些食材味浓或有刺激性，可干扰细菌生长，使异味随汗腺排出，导致异味加重。

猪肉　　牛肉　　羊肉　　兔肉

这些红肉是细菌最喜欢的蛋白质，是细菌的营养来源，狐臭患者不宜食用。

【饮食原则】

1.尽量多吃一些清淡的食物，如白菜、冬瓜、莴笋等。

2.牛羊肉、香菜、韭菜这些辛辣食物，都是腋臭气味加强的因素，不宜食用。

3.花生、油炸食品、膨化食品等，这些食物会加重腋臭的气味，不宜食用。

【特别注意】切勿企图以香水的香味遮盖臭味，一来容易造成皮肤过敏，二来香气加上臭味，味道更为浓烈难闻。

橘子糖水

材料
橘子 30 克

调料
冰糖 15 克

做法

1. 橘子去皮，掰成小瓣；砂锅中注入适量清水，用大火烧热。

2. 倒入备好的橘子，烧开后转小火煮 5 分钟。

3. 倒入适量冰糖，搅拌均匀，煮至冰糖溶化即可。

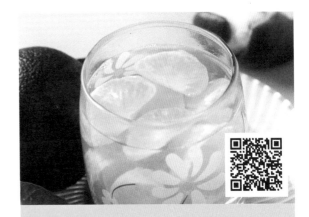

【功效】本品具有生津止渴的作用。

鸡肉卷心菜米粥

材料
鸡胸肉、卷心菜、胡萝卜各 40 克，豌豆 20 克，软饭 120 克

调料
盐 2 克

做法

1. 汤锅注水，倒入豌豆煮熟，捞出切碎；将卷心菜切碎；胡萝卜切粒；鸡胸肉剁成末。

2. 汤锅注水烧开，倒入鸡胸肉、软饭煮烂；倒入胡萝卜、卷心菜、豌豆，煮沸，加盐拌匀即可。

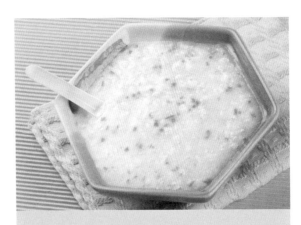

【功效】本品能提高人体免疫力，预防感冒。

脚气

病症简介 脚气系真菌感染引起，其皮肤损害往往是先单侧（即单脚）发生，数周或数月后才感染到对侧。水疱主要出现在趾腹和趾侧，最常见于三四趾间，足底亦可出现。

【宜吃食物】

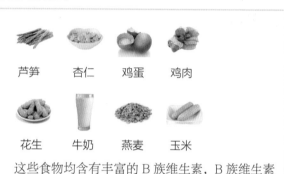

芦笋　　杏仁　　鸡蛋　　鸡肉

花生　　牛奶　　燕麦　　玉米

这些食物均含有丰富的 B 族维生素，B 族维生素可以调节皮脂腺分泌，增强皮肤抵抗力。

【饮食原则】

1. 脚气患者饮食宜清淡，应多吃新鲜蔬菜和水果。
2. 湿热下注和风湿蕴积型手足癣者，应多吃能清热利湿的食物，如薏苡仁、山药、白扁豆、芹菜等。
3. 治疗期间应少吃肥腻、腌制食品，如羊肉、狗肉、油煎炸食品、腊肉等。
4. 慎食性味寒凉的食物，如田螺、荸荠等，这些食物不利于体内血液的循环，会加重脚气病情。
5. 忌吃"发物"或辛辣的食物，如鸭肉、虾、螃蟹、生鱼、生贝类、大蒜等，否则会加重皮肤瘙痒。
6. 汉堡、炸鸡、披萨等快餐食品所含营养素低，长期食用易导致身体营养不足，会诱发疾病。

【忌吃食物】

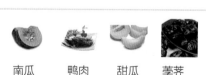

南瓜　　鸭肉　　甜瓜　　荸荠

这些食物在古医书上记载皆不宜被脚气者食用。

【特别注意】 脚气治疗不应只停留在用药上，平时应注意脚部护理。比如每天用温盐水泡脚，并彻底擦干；穿适合的、透气性好的鞋子；每天更换袜子和鞋子，鞋子常在太阳下曝晒。

紫菜蛋花汤

材料
水发紫菜 200 克，鸡蛋 1 个，葱末少许

调料
盐、鸡粉、胡椒粉、食用油各适量

做法

1. 鸡蛋打入碗中，打散制成蛋液。

2. 锅中倒入适量清水，放入食用油，拌匀煮沸，加盐、鸡粉调味。

3. 倒入洗好的紫菜，中火煮至熟透，撒上胡椒粉，拌匀，倒入蛋液，搅散，撒上葱末拌匀即成。

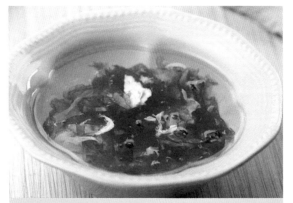

【功效】本品营养丰富，能够提高机体抗病能力。

核桃花生桂枣煲鱼头

材料
鱼头 1 个，花生、核桃、红枣、桂圆肉、茯苓、芡实、纯牛奶各适量

调料
盐 2 克，料酒、食用油各适量

做法

1. 用油起锅，放入鱼头，煎至两面金黄色，加入料酒，拌匀；注入清水，倒入红枣、桂圆肉、茯苓、芡实、核桃、花生，拌匀，煮至食材熟透。

2. 倒入纯牛奶，煮热；加入盐，拌匀调味即可。

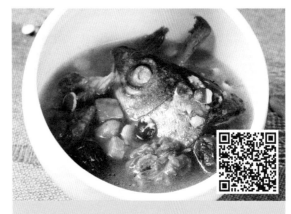

【功效】本品具有利湿排毒的作用。

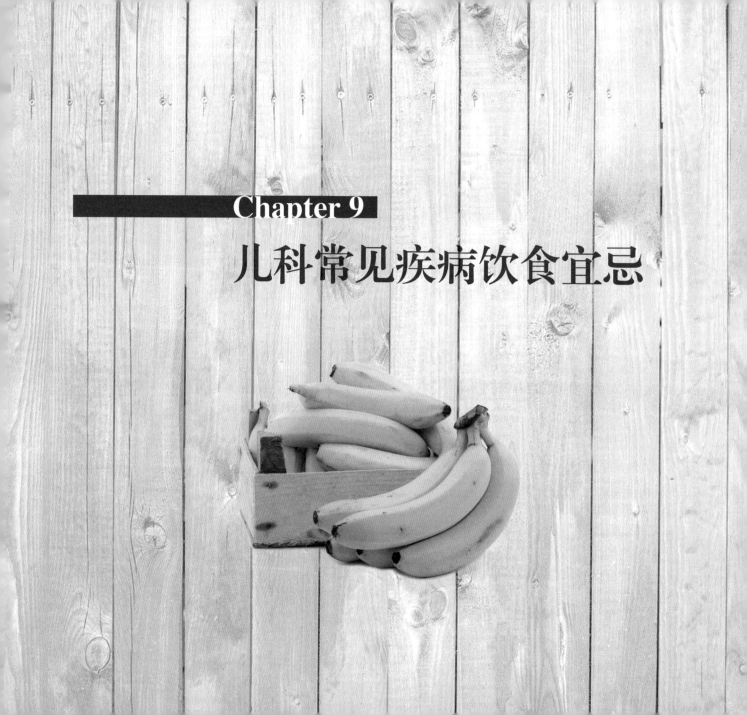

Chapter 9
儿科常见疾病饮食宜忌

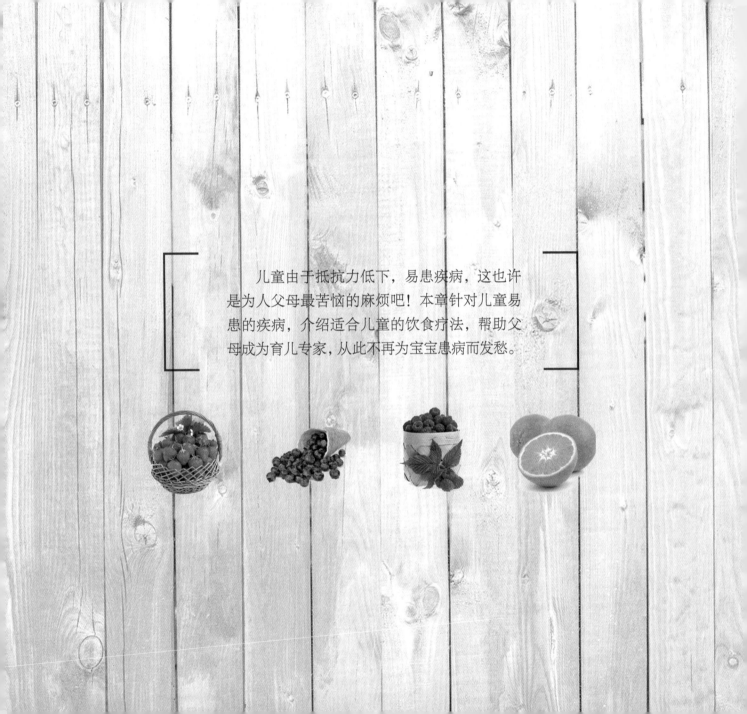

儿童由于抵抗力低下，易患疾病，这也许是为人父母最苦恼的麻烦吧！本章针对儿童易患的疾病，介绍适合儿童的饮食疗法，帮助父母成为育儿专家，从此不再为宝宝患病而发愁。

厌食症

病症简介 小儿厌食症是指小儿较长时期见食不贪、食欲不振，甚至拒食的一种常见病症。多发于 3~6 岁的儿童。如果长期得不到矫正，会引发营养不良和发育迟缓、畸形。

【宜吃食物】

| 山楂 | 糙米 | 菠萝 | 西红柿 |

这些食材均有健脾消食的作用，能改善小儿厌食症。

【忌吃食物】

| 肥肉 | 巧克力 | 奶酪 | 蛋糕 |

这些食物均比较油腻，对于厌食症的患者来说比较难以下口，不利于病情康复。

| 冰激凌 | 冷饮 | 西兰花 | 黄豆 |

对于消化功能还不完善的小儿来说，这些食物对肠胃不利，不宜食用。

【饮食原则】

1. 应注意饮食的调节，食物合理搭配，并注意一日三餐的色、香、味，以促进小儿食欲。
2. 饮食宜易于消化及富有营养，不食生冷、坚硬、肥腻等不易消化的食物。
3. 纠正偏食挑食，保证必需营养要求。并注意胃部保暖，不食冷饮。
4. 适当补充所缺乏的微量元素制剂，如钙片、葡萄糖酸锌等。
5. 3 岁以内婴幼儿，由于没有生长臼齿，饮食应切细，煮烂，这样有利于婴幼儿的消化吸收。

【特别注意】要保持轻松愉快的进食情绪，创造良好的吃饭氛围，使孩子在愉快的心情下摄食。同时，父母要做好孩子的好榜样。

金针菇海蜇荞麦面

材料
金针菇 65 克，香辣海蜇 120 克，荞麦面 90 克，葱花、蒜末各少许

调料
盐 2 克，生抽 5 毫升，陈醋 7 毫升，芝麻油 4 毫升

做法

1. 锅中注水烧开，倒入荞麦面，煮至其熟软。

2. 倒入洗净的金针菇煮断生，捞出，过凉水。

3. 再放入蒜末、葱花，倒入香辣海蜇，加入盐、生抽，淋入陈醋、芝麻油，搅拌入味即可。

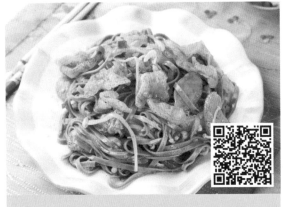

【功效】本品具有健脾消食的作用。

香蕉粥

材料
去皮香蕉 250 克，水发大米 400 克

做法

1. 洗净的香蕉切丁。

2. 砂锅中注入适量清水烧开，倒入大米，拌匀，大火煮 20 分钟至熟。

3. 放入香蕉，续煮 2 分钟至食材熟软，搅拌均匀，将煮好的粥盛出，装入碗中即可。

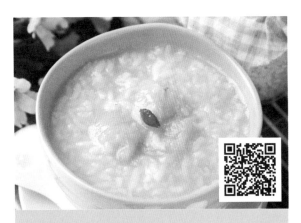

【功效】本品具有健脾和胃的作用。

流涎

病症简介 小儿流涎，是指小儿不由自主地从口中溢出唾液的一种病症。3 ~ 6 个月的婴儿流涎，属于生理现象，如果孩子超过 6 个月还是流涎，应考虑是病理现象。

【宜吃食物】

益智仁　　花生　　香蕉　　绿豆

益智仁、花生能温中健脾，适合脾胃虚寒导致的流涎；香蕉、绿豆能清热降火，适合脾胃积热导致的流涎。

山药　　大枣　　猪肚　　粳米

这些食材均有健脾益胃的作用，能够改善小儿流涎症状。

【忌吃食物】

辣椒　　芥末　　胡椒　　咖啡

儿童消化系统尚未发育健全，这些食物对脾胃有刺激作用，会加重小儿流涎症状。

【饮食原则】

1.减少小儿唾液的分泌，可一定程度上缓解流涎症状，常用的中药材有益智仁、鸡内金、远志、陈皮、砂仁、茯苓等。

2.小儿流涎多为脾胃虚弱所致，治疗以改善脾胃功能为主，具有健脾益气、燥湿和胃、摄纳津液的中药材和食材有黄芪、白术、党参、山药、陈皮、猪肚、牛肚、粳米、大米、小麦、黄豆、莲子、荞麦、芝麻油、猪肚、牛肚、牛肉、兔肉、鲫鱼、扁豆等。

3.脾胃有湿热的小儿流涎患者，应多摄取薏米、绿豆、西瓜、赤小豆、苦瓜等食物。

【特别注意】 父母应培养小儿从小养成良好的卫生习惯，注意及时清洁口腔。小儿断奶前后，饮食要多样化，加强营养的供给。

陈皮绿豆汤

材料
水发绿豆 200 克，水
发陈皮丝 8 克

调料
冰糖适量

做法

1. 砂锅中注入适量清水，用大火烧开。

2. 倒入绿豆拌匀，煮开后转小火煮至其熟软。

3. 倒入泡软的陈皮，搅匀，续煮 15 分钟；倒入
   冰糖，搅匀，煮至溶化即可。

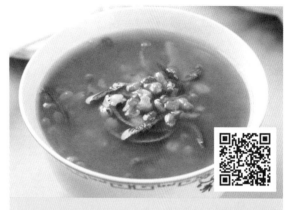

【功效】本品具有理气和中的作用。

白术猪肚粥

材料
水发大米 95 克，熟
猪肚 70 克，白术、
姜片各少许

调料
盐 2 克

做法

1. 将熟猪肚用斜刀切片，备用。

2. 砂锅中注水烧热，放入白术、姜片，倒入猪肚
   煮 15 分钟，捞出姜片、白术。

3. 倒入大米拌匀，续煮至熟，加盐调味即可。

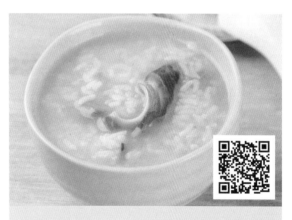

【功效】本品具有健脾、摄涎的作用。

疳积

病症简介 疳积是小儿时期，由于喂养不当，或受多种疾病的影响，使脾胃受损而导致的全身虚弱、消瘦面黄、头发发枯的慢性病证。

【宜吃食物】

 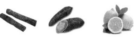

猪肚　　山药　　红薯　　柠檬

这些都是健脾养胃的优质食材，适合调理小儿疳积。

粳米　　山楂　　白扁豆　　鸡肝

这些食材均能健脾消食，对治疗小儿疳积大有益处。

【忌吃食物】

巧克力　　奶油　　肥肉　　豆角

这些食物均不容易被消化吸收，不适合有疳积的宝宝食用。

【饮食原则】

1.宜食具有强化消化功能的中药及食物，如佛手、木香、陈皮、山楂、神曲、麦芽、鸡内金、白扁豆、粳米、小麦、莲子、荞麦、芝麻油、草鱼、鲫鱼、西红柿、红萝卜、南瓜、香菇等。

2.宜食具有健脾、益气、补虚功效的中药，如黄芪、党参、山药、茯苓、白术等。

3.宜食具有补充营养、增强体质的食物，如牛奶、猪肉、兔肉、牛肉、羊肉、乌鸡、红枣、黑豆、芝麻、粳米等。

【特别注意】1～3岁幼儿，建议家长给他们每天的食品要多样，选择细、软、烂的食物。必须纠正不良的饮食习惯，如贪吃零食、偏食、挑食等。

山楂薏米水

材料
新鲜山楂 50 克，水
发薏米 60 克

调料
蜂蜜 10 毫升

做法

1. 洗好的山楂切开，去核，切成小块，备用。

2. 砂锅中注水烧开，倒入薏米，加入山楂，拌匀。

3. 用小火煮 20 分钟，将煮好的薏米水滤入碗中，
   倒入蜂蜜即可。

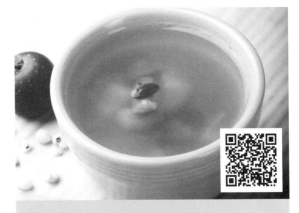

【功效】本品具有消食、祛湿的作用。

牛奶鲫鱼汤

材料
净鲫鱼 400 克，豆腐
200 克，牛奶 90 毫升，
姜丝、葱花各少许

调料
盐、鸡粉各少许，食
用油适量

做法

1. 洗净的豆腐切小方块；用油起锅，放入洗净的
   鲫鱼，煎至两面断生，盛出。

2. 锅中注水烧开，撒上姜丝，放入鲫鱼，加鸡粉、
   盐，煮至鱼肉熟软，放入豆腐块。

3. 倒入牛奶，煮入味，盛出装碗，撒上葱花即可。

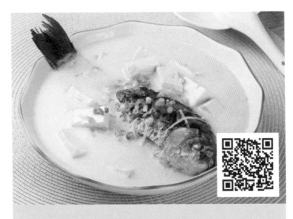

【功效】本品具有和中补虚的作用。

惊风

病症简介 惊风是小儿时期常见的一种急重病症，主要症状为高热、神昏、惊厥、喉间痰鸣、两眼上翻、角弓反张，可持续几秒至数分钟，严重者可反复发作甚至呈持续状态而危及生命。

【宜吃食物】

牛奶　　百合　　鹌鹑蛋　　小麦

这些食物具有镇静安神的作用，能辅助治疗小儿惊风。

小米　　橘子　　红枣　　南瓜

这些食物能调节情绪、促进睡眠，对小儿出现的惊风有安定作用。

【忌吃食物】

狗肉　　洋葱　　巧克力　　荔枝

这些食材均容易导致小儿生痰生热，使惊风症状加重。

【饮食原则】

1. 惊风发作时，不能喂水和进食，以免发生窒息或引起吸入性肺炎。

2. 惊厥缓解后应首先补充足量的水分、维生素和矿物质，食用易消化、清热的半流质食物，如藕粉、面糊、鸡蛋、西红柿、冬瓜等。

3. 宜食用具有镇静安神作用的食物，如糯米、西谷米、鳗鲡、桑葚、葡萄、胡桃、大枣、芝麻、银耳、蜂乳、黄鱼、小米、牛奶、百合、猪心、鹌鹑蛋、小麦、糯米、牡蛎肉等。

 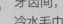

【特别注意】如患儿有窒息，应立即做人工呼吸。可用毛巾包住筷子或勺柄垫在其上下牙齿间，以防其咬伤舌头。发热时用冰块或冷水毛巾敷头和前额。

枸杞猪心汤

材料
猪心 150 克，枸杞 10 克，
姜片少许，高汤适量

调料
盐 2 克

做法

1. 锅中注水烧开，放入洗净切好的猪心，煮约 3 分钟，汆去血水，捞出，过冷水。

2. 砂锅中注入高汤烧开，加入盐、姜片和猪心，用大火煮滚，放入枸杞，煮至食材熟透即可。

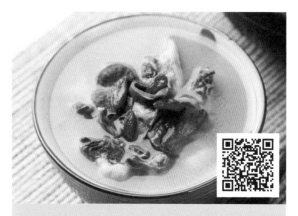

【功效】本品具有安神定惊的作用。

天麻安神益智汤

材料
瘦肉块300克，龟板20克，天麻、
菖蒲、远志各 15 克，高汤适量

调料
盐 2 克

做法

1. 锅中注水烧开，倒入洗净切好的瘦肉，煮约 2 分钟，捞出过冷水。

2. 砂锅中注入适量高汤烧开，倒入瘦肉，放入龟板、天麻、远志、菖蒲，炖至食材熟透。

3. 放入盐，拌匀调味即可。

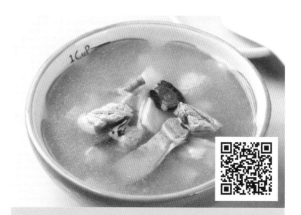

【功效】本品具有开窍醒神的作用。

腹泻

病症简介 小儿腹泻是各种原因引起的以腹泻为主要表现的胃肠道功能紊乱综合症。主要症状有大便次数增多，每日超过 3 ~ 5 次，重者多达数十次，且为稀水便、蛋花汤样便。

【宜吃食物】

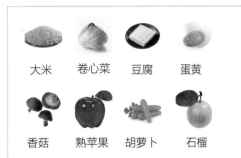

大米　卷心菜　豆腐　蛋黄

香菇　熟苹果　胡萝卜　石榴

这些食材均具有益气、健脾的作用，熟苹果、石榴有收涩作用，适合腹泻儿童食用。

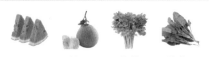

西瓜　柚子　芹菜　菠菜

这些食材含有的纤维素较多，会加速肠蠕动，加重腹泻。

【饮食原则】

1. 治疗小儿腹泻，主要从抑制致病菌、健脾祛湿、涩肠止泻着手，临床上常用的中药材和食材有白扁豆、石榴皮、藿香、补骨脂、陈皮、薏米、山药、桔梗、神曲、麦芽、莱菔子、萝卜、马蹄、石榴、猪肚、牛肚、砂仁、莲子、苹果等。

2. 宜食含有果胶的碱性食物，如苹果、土豆、胡萝卜等，可起到一定的止泻作用。

3. 补充患儿体内流失的水分，宜喝糖水、盐水、盐稀饭、盐米汤、酸奶等。

【忌吃食物】

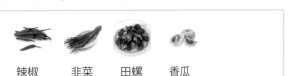

辣椒　韭菜　田螺　香瓜

这些食物均有加重腹泻症状的作用，不适合腹泻小儿食用。

苹果红薯泥

材料

苹果 90 克，红薯 140 克

做法

1. 将去皮洗净的红薯切成瓣；去皮洗好的苹果切成瓣，去核，改切成小块。

2. 把红薯、苹果放入烧开的蒸锅中蒸熟，取出压烂，拌匀。

3. 取榨汁机，选择搅拌刀座组合，把苹果红薯舀入杯中，搅拌榨成苹果红薯泥，装入碗中即可。

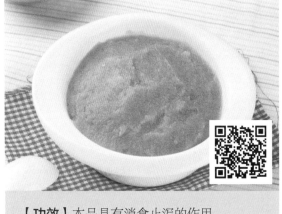

【功效】本品具有消食止泻的作用。

砂仁粥

材料

水发大米 170 克，砂仁粉 15 克

做法

1. 砂锅中注入适量清水烧开，倒入洗好的大米，搅拌均匀。

2. 放入砂仁粉，搅匀，烧开后用小火煮约 40 分钟。

3. 搅拌均匀，盛出煮好的粥，装入碗中即可。

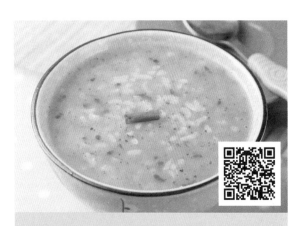

【功效】本品具有醒脾开胃的作用。

遗尿

病症简介 小儿遗尿是指3周岁以上的小儿，睡中小便自遗，醒后方觉的一种病症，俗称"尿床"。多由肾气不足、膀胱虚寒所致。

【宜吃食物】

糯米　　鸡内金　　鱼鳔　　山药

这些食物属温补固涩类食物，适合肾气不足所致遗尿者食用。

 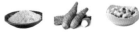

粳米　　糯米　　山药　　莲子

这些食物属清补类食物，适合肝胆火旺所致遗尿者食用。

【忌吃食物】

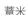薏米　　冬瓜　　西瓜　　鲤鱼

这些食材利水作用比较强，小儿遗尿者食用之后会加重遗尿症状。

【饮食原则】

1.宜多食能温补肾阳的食物，如带鱼、虾、鱼鳔、羊肉、韭菜、胡萝卜、山药、核桃、榴莲等。
2.遗尿患儿的晚饭宜多吃固体食物，不宜过量饮汤水。
3.宜食具有强化肾功能、缩尿止遗的中药材和食材，如金樱子、五味子、陈皮、猪肚、牛肉等。

【特别注意】 对于遗尿患儿要耐心教育引导，切忌打骂、责罚，鼓励患儿消除怕羞和紧张情绪，建立起战胜疾病的信心。每日晚饭后注意控制饮水量。在夜间经常发生遗尿的时间之前，及时唤醒患儿起床排尿，坚持训练1～2周，可改善遗尿现象。

益智仁补肾汤

材料
排骨 200 克，益智仁 10 克，
红枣 10 克，枸杞 5 克

调料
盐适量

做法

1. 将排骨洗净，入沸水锅中汆去血水，捞出，过凉水；将药材洗净备用。

2. 取砂锅，置火上，注入适量清水，倒入排骨、药材，煮至排骨熟透，加入适量盐调味即可。

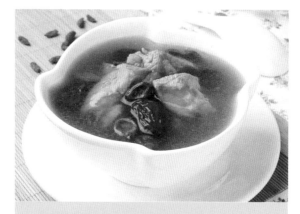

【功效】本品具有缩尿止遗的功效。

草莓桑葚果汁

材料
草莓 100 克，桑葚 30 克，
柠檬 30 克

调料
蜂蜜 20 毫升

做法

1. 洗净去蒂的草莓对半切开，待用。

2. 备好榨汁机，倒入草莓、桑葚，再挤入柠檬汁，倒入少许清水，榨取果汁。

3. 将榨好的果汁倒入杯中，再淋上蜂蜜即可。

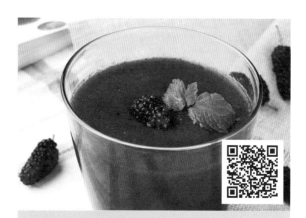

【功效】本品具有滋补肾阴的作用。

红眼病

病症简介 红眼病是人们对具有传染性和流行性的眼睛发红、结膜充血（或出血）、分泌物增多的急性结膜炎的俗称。引起本病的常见细菌有流行性感冒杆菌、葡萄球菌、肺炎双球菌等。

【宜吃食物】

| 绿豆 | 豆腐 | 丝瓜 | 黄瓜 |

这些食材均有清热凉血、解毒的功效，小儿红眼病患者食用后有助于解毒、消炎、清热。

| 莲藕 | 荸荠 | 冬瓜 | 西瓜 |

这些食材均能利湿泻火，能辅助治疗热盛所致的小儿红眼病。

【忌吃食物】

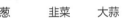

| 葱 | 韭菜 | 大蒜 | 辣椒 |

这些属辛辣、热性刺激食物，不适合红眼病患者食用。

| 带鱼 | 鲤鱼 | 虾 | 螃蟹 |

这些食材为海腥发物，红眼病患者食用会加重病情。

【饮食原则】

1. 如患者风重于热，在饮食上宜吃散风为主、清热为辅的食物，可用车前草、薄荷叶煎汤洗眼或服用。
2. 如因热重于风引起，饮食上宜清热为主、散风为辅。
3. 如患者风热并重的，多吃具有清热、利湿、解毒功效的食物，如马兰头、枸杞叶、冬瓜、苦瓜、芦笋、绿豆、荸荠、香蕉、西瓜、桑叶、鱼腥草等。

栀子莲心甘草茶

材料

栀子 8 克，甘草 15 克，莲子心 2 克

做法

1. 砂锅中注入适量清水烧开，倒入洗好的栀子、甘草、莲子心。

2. 盖上盖，用小火煮 15 分钟，至其析出有效成分。

3. 揭开盖子，把煮好的药茶盛出，滤入茶杯中，静置一会儿，待其稍凉后即可饮用。

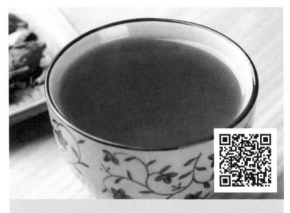

【功效】本品具有清热解毒的作用。

芸豆赤小豆鲜藕汤

材料

莲藕 300 克，水发赤小豆 200 克，芸豆 200 克，姜片少许

调料

盐少许

做法

1. 洗净去皮的莲藕切成块待用。

2. 砂锅注入适量的清水大火烧热，倒入莲藕、芸豆、赤小豆、姜片，搅拌片刻。

3. 盖上锅盖，煮开后转小火煮 2 个小时至熟软；掀开锅盖，加入盐，搅拌片刻即可。

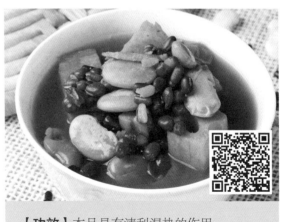

【功效】本品具有清利湿热的作用。

手足口病

病症简介 手足口病是由肠道病毒引起的传染病，发病初期会出现类似感冒的症状。可引起手、足、口腔等部位的疱疹，少数患儿可引起心肌炎、肺水肿、无菌性脑膜脑炎等并发症。

【宜吃食物】

绿豆　　赤小豆　　百合　　黄瓜

这些食材均属于清热解毒之清淡食品，能缓解手足口病带来的不适之症。

薏米　　山药　　西红柿　　牛奶

鸡蛋　　豆腐　　瘦肉　　香菇

这些食材均营养丰富，能增强机体抗病能力，适合手足口病小儿食用。

【忌吃食物】

辣椒　　海鲜　　羊肉　　肥肉

小儿手足口病患者食用这些食材后会导致发热等症状，不利于病情恢复。

【饮食原则】

1.患儿应食用清热、解毒、利湿的食物，如薏仁、山药等。
2.发病期患儿口腔疼痛，应以温度适中的粥、牛奶、肉汤等流质食物为主，少食多餐。
3.退烧后应以易消化、营养高的食物为主，如鸡蛋、豆腐、蘑菇等，促进身体恢复。

 【特别注意】在患病期间，应加强患儿护理，注意口腔卫生，进食前后可用生理盐水或温开水漱口，食物应以流质及半流质等无刺激性食品为宜。

糯米稀粥

材料

水发糯米 110 克

做法

1. 砂锅中注入适量清水烧开，倒入洗净的糯米，搅拌均匀。

2. 盖上盖，烧开后用小火煮至糯米熟透。

3. 揭盖，搅拌几下，至粥浓稠，关火后盛出煮好的稀粥即可。

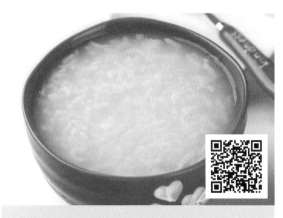

【功效】本品具有增强免疫力的作用。

果汁牛奶

材料

橙子肉 200 克，纯牛奶 100 毫升

调料

蜂蜜少许

做法

1. 橙子肉切小块，取榨汁机，倒入适量的橙子肉块，选择第一档，榨出果汁。

2. 断电后放入余下的橙子肉块，榨取橙汁，将榨好的橙汁倒入杯中，加入纯牛奶。

3. 加入备好的蜂蜜，搅拌匀，饮用即可。

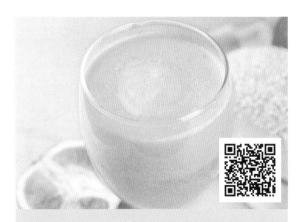

【功效】本品营养全面，能帮助病情康复。

发热

病症简介 引起小儿发热的原因很多，归纳起来可分为两大类，即感染性和非感染性。感染性发热是各种急性传染病引起的发热；风湿热、小儿脱水热等属于非感染性发热。

【宜吃食物】

黄豆　　豆腐　　瘦肉　　鸡蛋

这些食材蛋白质含量高，能增强机体抗病能力，对小儿发热有辅助治疗作用。

黄瓜　　绿豆　　马蹄　　苹果　　猕猴桃

这些食材均可有效缓解小儿发热导致的咽干、口燥、消化不良等症。

【忌吃食物】

辣椒　　胡椒　　大蒜　　生姜

这些食材属于热性食物，过多的食用，容易出现实热性症状，故不宜食用。

【饮食原则】

1. 在安排饮食时总热量不能低于身体所需热量的70%。要给予易消化的流质或半流质饮食，如米汤、牛奶、蛋花汤、稀粥、藕粉、面条等，同时也可以多补充水分。

2. 发热是一种消耗性病症，因此，还应给小儿补充含高蛋白的食物，如肉、鱼、蛋等，但要少荤少油腻食物，也可吃少量水果，饮水、饮食都要少量多次，切不可暴饮暴食。

3. 高热时唾液分泌减少，口腔黏膜干燥，这时口腔内食物残渣容易发酵，有利于细菌繁殖，可能引起舌炎、牙龈炎等。要及时清洁口腔，最好每次进食后用淡盐水漱口。

【特别注意】发热是身体对病毒或细菌入侵产生的一种反应，有利于歼灭入侵的病毒和细菌，一般体温不超过 38.5 摄氏度，不要急于服用退热药，可以给孩子进行物理降温。

雪梨银耳牛奶

材料
雪梨 120 克，水发银耳 85 克，
牛奶 100 毫升

调料
冰糖 25 克

做法

1. 将雪梨去皮，去果核，切小块；砂锅中注水烧热，倒入雪梨块、银耳，煮至食材熟透。

2. 注入牛奶，撒上冰糖，搅匀，转中火煮至糖分溶化；盛出煮好的银耳甜汤，装在碗中即可。

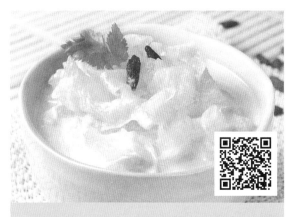

【功效】本品具有生津止渴的作用。

栀子红豆粥

材料
水发薏米 90 克，水发红豆 80
克，糙米 130 克，栀子 4 克

调料
白糖适量

做法

1. 砂锅中注水烧热，放入栀子、薏米、糙米、红豆，搅匀，烧开后转小火煮 60 分钟至食材熟软。

2. 加入少许白糖，持续搅拌片刻至白糖溶化即可。

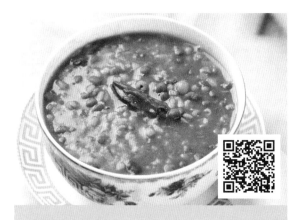

【功效】本品具有清热泻火的作用。

夜啼

病症简介 婴儿白天能安静入睡，入夜则啼哭不安，时哭时止，或每夜定时啼哭，甚则通宵达旦，称为夜啼。多见于新生儿及 6 个月内的小婴儿。

【宜吃食物】

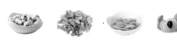

莲子	百合	麦冬	桂圆
灯芯草	小米	红枣	小麦

这些食材具有养心安神的作用，对脾胃虚寒所致的幼儿夜啼具有一定的食疗作用。

【忌吃食物】

苹果	黄豆	巧克力	油炸食品

苹果、黄豆食用过多容易腹部胀气，巧克力、油炸食品不容易消化，这些食品都不适合夜啼小儿食用。

【饮食原则】

1. 小儿夜啼多由脾胃虚寒、心烦热、惊恐所致。因脾虚寒所引起的夜啼，可用适量粳米煮粥，待粥煮到半熟时加适量桂心末，粥煮熟后再加适量红糖拌匀，给小儿吃。

2. 对心烦热引起的小儿夜啼，在饮食疗法治疗中，可用莲子（未去皮心）、百合适量，共炖成糊状，加入适量白糖即可。

3. 对因惊恐所引起的夜啼，饮食疗法可用酸枣（不去核）适量，加白米适量共煮成粥，即可食用。

【特别注意】 婴儿无故啼哭不止，要注意寻找原因，如饥饿、过饱、闷热、寒冷、虫咬、尿布浸渍、衣被刺激等，除去引起啼哭的原因。

艾叶鸡蛋汤

材料
去壳熟鸡蛋 2 个，艾
叶 8 克

调料
红糖 20 克

做法

1. 砂锅中注入清水，倒入艾叶，拌匀，稍煮片刻
   至水沸腾，放入去壳熟鸡蛋，拌匀。

2. 大火煮开转小火煮 15 分钟至析出有效成分。

3. 加入红糖，搅拌入味，盛出装碗即可。

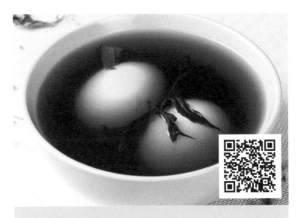

【功效】本品能温中散寒。

甘蔗雪梨糖水

材料
甘蔗 200 克，雪梨 100 克

做法

1. 将洗净去皮的甘蔗切小段，再拍裂；洗净的雪
   梨去除果核，再把果肉切瓣，改切成丁。

2. 砂锅中注水烧开，倒入甘蔗、雪梨，煮至食材
   熟软。

3. 关火后装入汤碗中，待稍微放凉后即可饮用。

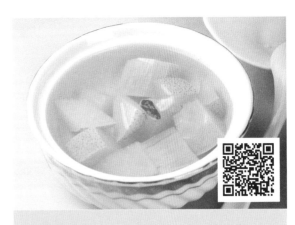

【功效】本品具有清心火、安心神的作用。

腮腺炎

病症简介 小儿腮腺炎是由腮腺炎病毒引起的急性呼吸道传染病，全年均可发病，以冬、春季为高峰，呈散发性或流行性，在集体儿童机构中可暴发或流行。

【宜吃食物】

马齿苋　　冬瓜　　绿豆　　鱼腥草

这些食材均有清热、消炎的作用，能缓解流行性腮腺炎所致的热证。

苦瓜　　金银花　　丝瓜　　萝卜

这些食材均有泻火、解毒的作用，适合患腮腺炎的小儿食用。

【忌吃食物】

虾　　咖啡　　辣椒　　坚果

这些食材流行性腮腺炎患者食之会使腮腺肿胀疼痛加剧。

【饮食原则】

1.应饮食清淡、方便咀嚼吞咽的流质或半流质食物，如藕粉、果蔬汁、鸡蛋羹、粥等。
2.宜吃清热解毒的食物，如马齿苋、绿豆、丝瓜、苦瓜、莲藕等。
3.可给患儿饮用丝瓜汁、马齿苋汁、绿豆汤等。

【**特别注意**】在腮肿的早期，可用冷毛巾局部冷敷，使局部血管收缩，从而减轻炎症充血的程度，达到减轻疼痛的目的。

柴胡黄芩茶

材料

柴胡 15 克，黄芩 8 克，大黄 4 克

做法

1. 砂锅中注水烧开，放入备好的药材，煮至其析出有效成分。

2. 揭盖，转中火拌匀，略煮片刻。

3. 关火后盛出煮好的药茶，滤取茶汁，装入茶杯中，趁热饮用即可。

【功效】本品能清热排脓。

肉末苦瓜条

材料

苦瓜 200 克，红椒 15 克，肉末 90 克，姜片、蒜末、葱段各少许

调料

盐、鸡粉各 2 克，食粉、料酒、生抽、水淀粉、食用油各适量

做法

1. 将洗净的苦瓜去籽切段；洗好的红椒切成圈；锅中注水烧开，放入食粉、苦瓜，煮断生后捞出。

2. 起油锅，倒入肉末，炒变色；放入姜片、蒜末、葱段，炒香；倒入生抽、料酒，炒匀，放入苦瓜、红椒，炒匀；加盐、鸡粉、水淀粉炒匀即可。

【功效】本品具有凉血消肿的作用。

|发育迟缓|

病症简介 发育迟缓是指在生长发育过程中出现速度放慢或是顺序异常等现象。发病率在 6%~8% 之间。

【宜吃食物】

黑芝麻　　牛奶　　核桃　　黄豆

这些食材富含人体生长发育所需的蛋白质，适合发育迟缓的小儿食用。

虾皮　　沙丁鱼　　牛肉

这些食物钙质含量高，能促进幼儿的骨骼发育。

【忌吃食物】

咸菜　　腌肉　　皮蛋　　煎炸食品

这些食物营养成分多被破坏，对于发育迟缓的幼儿不宜食用。

【饮食原则】

1. 应摄入足量的蛋白质。蛋白质是生长发育的重要物质基础。优质蛋白质的食物来源包括动物性食品和豆类及其制品。

2. 幼儿 2 岁以后应多食用含铁较多的食物，如肝脏、动物血、瘦肉、禽、鱼、木耳、海带、芝麻等。

3. 宜多进食含钙量高的食物。奶和奶制品是钙的主要来源，其含量和吸收率均高。虾皮、鱼、海带、硬果类、芝麻酱含钙量也高。

【特别注意】保证充足的睡眠对生长激素的分泌是很重要的。因此，要让孩子养成在 21 点前睡觉的习惯，最迟不能超过 21:30，白天每次睡觉时间不少于 2 个小时。

杏仁核桃牛奶芝麻糊

材料

甜杏仁 50 克，核桃仁 25 克，
白芝麻、黑芝麻、糯米粉各 30 克，
枸杞 10 克，牛奶 100 毫升

调料

白砂糖 15 克

做法

1. 将洗净的白芝麻和黑芝麻放入锅中炒香。
2. 将甜杏仁、核桃仁、白芝麻、黑芝麻、糯米粉、枸杞、牛奶倒入豆浆机中，注入清水，加入白砂糖，搅匀制成芝麻糊，盛入碗中即可。

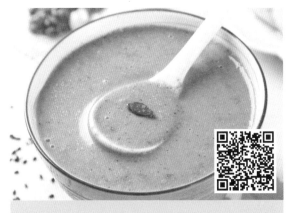

【功效】本品能促进生长发育。

山药粥

材料

大米 150 克，山药 80 克，枸杞少许

做法

1. 洗净去皮的山药切成丁。
2. 砂锅中注水烧热，倒入洗净的大米、山药，搅拌片刻，大火烧开后转小火煮 30 分钟。
3. 将粥盛出装入碗中，点缀上枸杞即可。

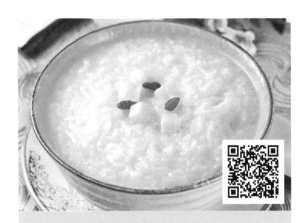

【功效】本品能健脾益肾、滋补强身。

百日咳

病症简介 百日咳是急性呼吸道传染病，病人是唯一的传染源，潜伏期 2 ～ 23 天，传染期约一个半月。呼吸道传染是主要的传播途径。一般人群普遍易感，以学龄前儿童为多。

【宜吃食物】

雪梨　　银耳　　百合　　白萝卜

这些食物具有润肺止咳功效，对百日咳有辅助治疗作用。

猕猴桃　　草莓　　橙子　　西红柿

这些食物富含维生素 C，能提高人体免疫力，对疾病的康复有益。

【忌吃食物】

鱼　　虾　　螃蟹　　鸡蛋

牛奶　　鸡肉　　鸭肉　　扇贝

这些腥膻食物容易刺激呼吸道，碍胃伤脾，徒增痰湿，诱发或加重咳嗽，拖缓病情。

【饮食原则】

1. 要注意选择细、软、易于消化吸收，且宜吞咽的半流质食物或软食。

2. 因小儿百日咳病程较长，家长们还要注意选择热能高、含优质蛋白质、营养丰富的食物，并让孩子少吃多餐。

3. 饮食应清淡、易消化，应以牛奶、米粥、汤面、菜泥等流质、半流质饮食为主。

4. 如咳后伴有呕吐，应注意补充营养，可采取少量多餐的方法，可吐后再食。

5. 不能吃辛辣、肥厚、油腻的食物，以免助热生痰。

6. 不要吃过咸、过甜及燥热之食物。

桔梗川贝饮

材料
川贝 17 克，桔梗 25 克

调料
冰糖 20 克

做法

1. 砂锅中注入适量清水烧热，倒入桔梗、川贝，搅拌匀，烧开后用小火煮至其析出有效成分。

2. 加入冰糖，搅拌匀，用大火煮至溶化，盛出煮好的川贝饮，滤入杯中即可。

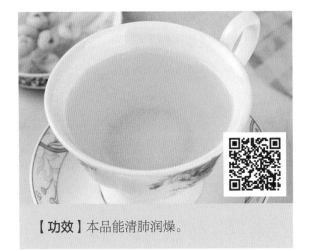

【功效】本品能清肺润燥。

党参麦冬五味子瘦肉汤

材料
瘦肉块 100 克，五味子、麦冬、党参各 10 克，姜片少许

调料
盐、鸡粉各 1 克

做法

1. 沸水锅中倒入洗净的瘦肉块，汆煮一会儿至去除血水和脏污，捞出。

2. 砂锅注水，倒入瘦肉，放入姜片、五味子、麦冬、党参，煮至药材有效成分析出。

3. 加入盐、鸡粉调味，盛出煮好的汤，装碗即可。

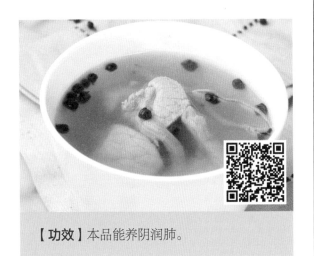

【功效】本品能养阴润肺。

佝偻病

病症简介 佝偻病在婴儿期较为常见，是由于维生素 D 缺乏引起体内钙、磷代谢紊乱，而使骨骼钙化不良的一种疾病。佝偻病发病缓慢，不容易引起重视。

【宜吃食物】

金针菜　胡萝卜　小白菜　油菜

这些食材既含有丰富的维生素，又可给人体提供钙质，佝偻病患者应多食。

核桃　豆腐　黑芝麻　南瓜

虾米　猪肝　紫菜　牛奶

这些食材或含钙质、或含维生素 D，这些营养成分对小儿佝偻病非常有益。

【忌吃食物】

菠菜　可乐　咖啡　冷饮

这些食物不利于钙质等营养物质的吸收，不利于小儿佝偻病病情的恢复。

【饮食原则】

1. 多食含钙食品的同时，要多吃含维生素 D 丰富的食物，如猪肝、羊肝、牛肝，来促进钙的吸收。
2. 一般情况下，缺钙较轻的患儿在食补后即可改善缺钙症状。如果症状较重，可在医生指导下补充维生素 D 和钙剂。

【特别注意】 患儿不要久坐、久站，防止发生骨骼变形；不系裤带，不穿背带裤，防止肋骨外翻。帮助患儿做俯卧抬头动作，每天 2~3 次，防止鸡胸形成。

虾皮肉末青菜粥

材料

虾皮 15 克，肉末 50 克，生菜 80 克，水发大米 90 克

调料

盐、生抽各少许

做法

1. 把洗净的生菜切成粒；洗好的虾皮剁成末。
2. 锅中注水烧开，倒入洗净的大米，拌匀，下入虾皮，搅匀，烧开，用小火煮至大米熟软。
3. 放入肉末，搅拌匀，放入盐、生抽，搅拌匀，放入切好的生菜，拌匀煮沸即可。

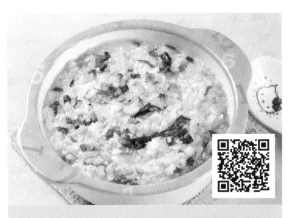

【功效】本品含钙量高，能促进钙的吸收。

牛奶蒸鸡蛋

材料

鸡蛋 2 个，牛奶 250 毫升，提子、哈密瓜各适量

调料

白糖少许

做法

1. 把鸡蛋打入碗中，打散调匀；将洗净的提子对半切开；用挖勺将哈密瓜挖成小球状。
2. 把白糖倒入牛奶中搅匀，加入蛋液中，拌匀，放入电饭锅中蒸煮至熟。
3. 把蒸好的牛奶鸡蛋取出，放上提子和哈密瓜即可。

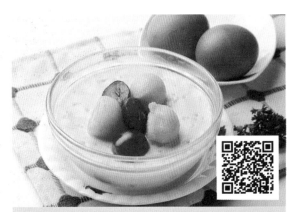

【功效】本品营养丰富，能补充人体所需的各种营养物质。

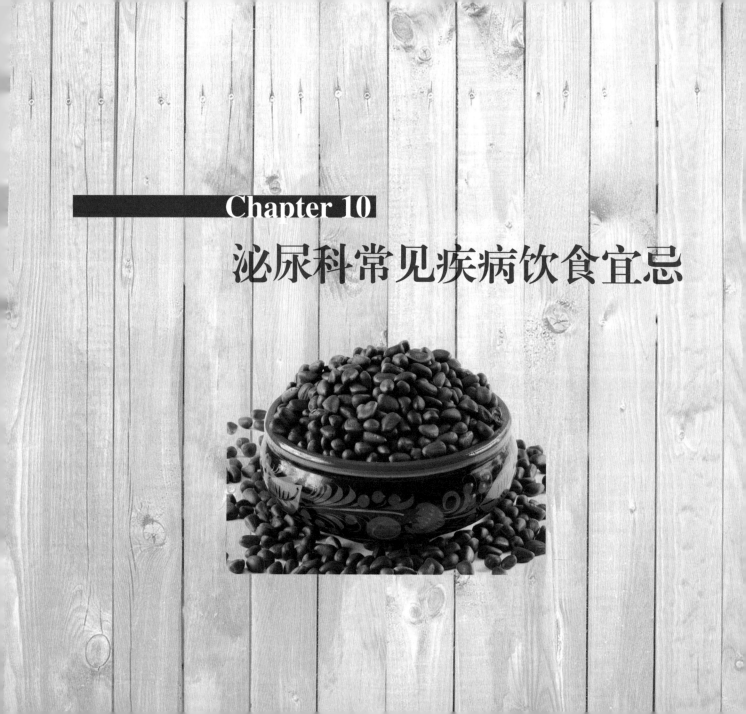

Chapter 10

泌尿科常见疾病饮食宜忌

泌尿科疾病对男性的身心健康会造成极大伤害。如今男性所承受的压力越来越大，工作的繁忙往往无暇顾及身体的健康，这会造成更加严重的后果。本章将介绍泌尿科常见疾病的饮食宜忌。

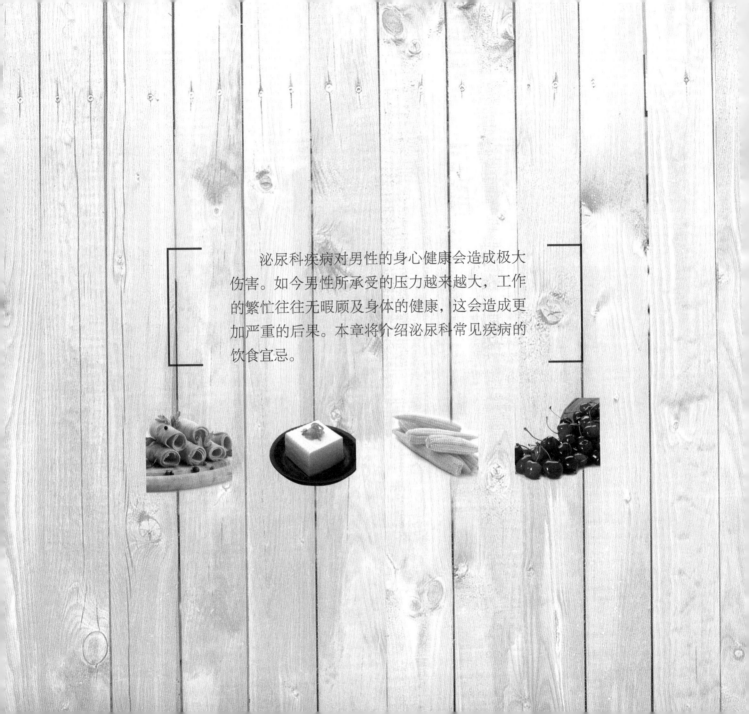

|阳痿|

病症简介 阳痿是指男性阴茎勃起功能障碍，表现为男性在有性欲的情况下，阴茎不能勃起或能勃起但不坚硬，不能进行性交活动。

【宜吃食物】

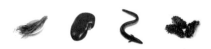

| 韭菜 | 猪腰 | 泥鳅 | 海参 |

牛肉　　鸡肝　　榴莲　　核桃

这些食物都有益肾、壮阳的功效，经常食用能够改善男性阳痿。

【忌吃食物】

西瓜　　苦瓜　　螃蟹　　田螺

这些食物属于性寒生冷之物，不适合肾阳不足型阳痿者食用。

荔枝　　饴糖　　肥肉　　辣椒

这些食物均有生湿生热的作用，肝经湿热所致的阳痿患者不宜食用。

【饮食原则】

1.阳痿患者宜选择具有提高性欲功能的中药材和食材，如淫羊藿、肉苁蓉、人参、韭菜、泥鳅、鸡蛋、洋葱等。

2.宜选用具有促进性功能的中药材和食材，如鹿茸、冬虫夏草、杜仲、枸杞、羊腰、猪腰、菟丝子等。

3.阳痿并伴有畏寒肢冷、小腹冷痛的患者，可常食羊肉、狗肉、鸽肉、鹌鹑、龙眼肉等散寒壮阳的食物。

 【特别注意】不知节制地性生活，会导致生殖器官长期充血，引起性功能下降，若是患病更是会加重病情。因此，阳痿患者要注意节欲。

鹿茸炖鸡

材料

鸡肉块 350 克，淮山 30 克，鹿茸片 5 克，姜片少许

调料

盐 2 克，白酒 10 毫升

做法

1. 取一碗，倒入鹿茸片、白酒，拌匀，浸泡片刻后捞出鹿茸片；将鸡肉块汆煮片刻后捞出。

2. 砂锅注入清水，倒入鸡肉块、淮山、鹿茸片、姜片，炖至食材熟软，加盐，搅拌至入味即可。

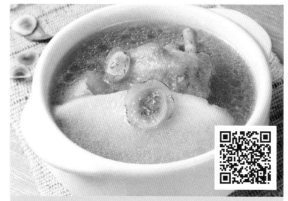

【功效】本品具有滋补强身、补肾壮阳的作用。

韭菜花炒虾仁

材料

虾仁 85 克，韭菜花 110 克，彩椒 10 克，葱段、姜片各少许

调料

盐、鸡粉各 2 克，白糖少许，料酒 4 毫升，水淀粉、食用油各适量

做法

1. 将韭菜花洗净切长段；彩椒洗净切丝；虾仁洗净去虾线，加盐、料酒、水淀粉，腌渍入味。

2. 起油锅，倒入虾仁，撒上姜片、葱段，炒香，淋入料酒，倒入彩椒丝，炒软，放入韭菜花炒至断生，加盐、鸡粉、白糖，用水淀粉勾芡即可。

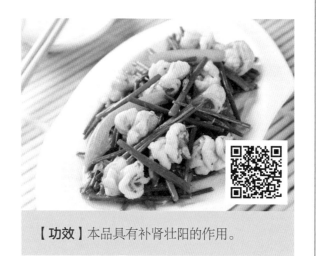

【功效】本品具有补肾壮阳的作用。

早泄

病症简介 早泄是指男子在阴茎勃起之后，未进入阴道之前或正当纳入以及刚刚进入而尚未抽动时便已射精，阴茎也随之疲软并进入不应期的现象。

【宜吃食物】

青枣　　葡萄　　蜂蜜　　黑芝麻

这些食材中含有的维生素 B_1 能维持神经系统兴奋与抑制的平衡。

韭菜　　猪腰　　羊肾　　狗肉

淡菜　　猪肉　　板栗　　虾仁

这些食材有助于增强肾功能，有益肾壮阳的功效。

【忌吃食物】

辣椒　　胡椒　　花椒　　大蒜

这些食物均是辛辣、助火兴阳、伤阴之品，不适合早泄患者食用。

【饮食原则】

1. 宜常吃含精氨酸较多的食物，如山药、银杏、鳝鱼、海参、墨鱼、章鱼等一系列治疗早泄的食物。
2. 宜选用具有抑制精液过早排出的中药材，如桑螵蛸、海螵蛸、芡实、金樱子等。
3. 宜摄入锌元素，含锌较多的食物有牡蛎、牛肉、鸡肝、蛋、花生米等。

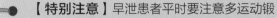

【特别注意】 早泄患者平时要注意多运动锻炼，多做慢跑、游泳、仰卧起坐、俯卧撑等有氧运动；注意控制体重，少食烟酒；在性生活中应放松心情，消除紧张、自卑与恐惧的心理。

红枣黄芪蒸乳鸽

材料
乳鸽1只，红枣6颗，枸杞10颗，黄芪5克，葱段、姜丝各5克

调料
盐2克，生粉10克，生抽8毫升，料酒10毫升，食用油适量

做法

1. 处理干净的乳鸽去掉头部和脚趾，斩成小块，入沸水余煮2分钟，捞出，加料酒、葱段、姜丝、生抽、盐、食用油，腌渍入味，倒入生粉拌匀。

2. 将拌匀的乳鸽装盘，放入黄芪、枸杞、红枣，再将乳鸽放入电蒸锅蒸20分钟至熟即可。

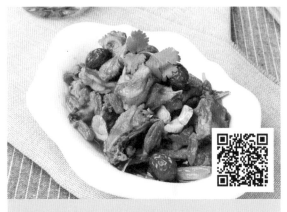

【功效】本品具有良好的补虚作用。

芡实炖牛鞭

材料
芡实25克，牛鞭400克，姜片、葱段各少许

调料
盐2克，鸡粉2克，料酒适量

做法

1. 砂锅中注入清水，放入姜片、牛鞭，淋入料酒，用大火煮30分钟，捞出放凉，切成段。

2. 砂锅中注水烧开，倒入芡实、牛鞭、姜片、葱段，淋入料酒，煮至食材熟透。

3. 放入盐、鸡粉，拌匀调味，盛出装碗即可。

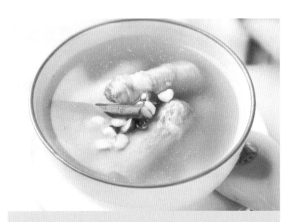

【功效】本品具有保肝护肾、健脾止泻等功效。

前列腺炎

病症简介 前列腺炎是指前列腺特异性和非特异性感染所致的急慢性炎症，从而引起全身或局部的某些症状。如排尿不适，后尿道、会阴、肛门处坠胀不适，下腰痛，性欲减退等。

【宜吃食物】

西瓜　　香瓜　　葡萄　　猕猴桃

此类食物大多味甘性凉，具有利尿通淋之功，能清热解毒，化湿利水，起到抑制炎症的作用。

牡蛎　　花生　　瘦肉　　核桃

这些都是含锌量高的食物，对辅助治疗前列腺炎非常有帮助。

【忌吃食物】

辣椒　　生姜　　咖喱　　芥末

这些辛辣刺激食物可使机体湿热加重，使前列腺充血肿胀，影响排尿。

【饮食原则】

1. 宜选用具有消炎杀菌功能的中药材和食材，如白茅根、冬瓜皮、南瓜子、花菜、鱼腥草、苦瓜等。
2. 宜食含脂肪酸多的食物，如南瓜子、花生、核桃、松子、榛子、豆类及豆制品、牛肉、鸡蛋等。
3. 对于前列腺增生症患者来说，膏粱厚味、辛辣甘甜的食物易引起湿热内生，阻抑气血运行。因此，患前列腺增生症的病人应注意饮食清淡。

【特别注意】 前列腺炎患者应注重自我保健调理，建议多穿通风透气、散热好的内裤。春冬季节尤其注意防寒保暖，同时可在临睡前做自我按摩。

马蹄玉米炒核桃

材料

马蹄肉 200 克, 玉米粒 90 克, 核桃仁 50 克, 彩椒 35 克, 葱段少许

调料

白糖 4 克, 盐、鸡粉各 2 克, 水淀粉、食用油各适量

做法

1. 洗净的马蹄肉切小块; 洗好的彩椒切小块。

2. 玉米粒焯水断生; 马蹄肉、彩椒焯水后捞出。

3. 油爆葱段, 放入焯过水的食材炒匀, 放入核桃仁炒匀, 加盐、白糖、鸡粉、水淀粉, 炒匀即可。

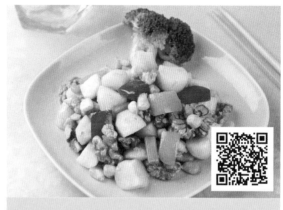

【功效】本品具有清热消炎的作用。

车前子丹参冬瓜皮茶

材料

黄芪 10 克, 冬瓜皮 10 克, 车前子 10 克, 丹参 10 克

做法

1. 砂锅中注水烧开, 放入黄芪、冬瓜皮、车前子、丹参, 搅拌均匀, 煮至药材析出有效成分。

2. 将药材及杂质捞干净, 将煮好的药茶盛出, 装入杯中, 待稍微放凉即可饮用。

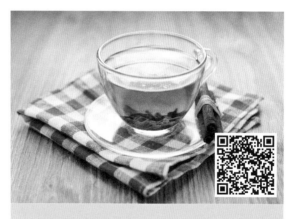

【功效】本品具有利尿、清热的作用。

尿路感染

病症简介 尿路感染是指尿道黏膜或组织受到病原体的侵犯从而引发的炎症，根据感染部位可分为肾盂肾炎、膀胱炎等。

【宜吃食物】

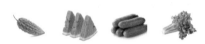

苦瓜　　西瓜　　黄瓜　　芹菜

这些食材具有降火、消炎的作用，适合尿路感染患者食用。

薏米　　冬瓜　　荷叶　　绿豆

这些食材都有利尿的作用，能够加速排尿，减轻炎症。

【忌吃食物】

辣椒　　花椒　　胡椒　　桂皮

这些食物可使尿路刺激症状加重，排尿困难，还可使炎症部位充血肿痛。

牛奶　　豆浆　　蔗糖　　白萝卜

这些食物属于胀气之物，尿路感染者常出现小腹胀痛之感，而腹部胀满往往使排尿更加困难。

【饮食原则】

1.多喝水。尿路感染患者每天喝水要在2升以上，可以增加尿道清洁和冲洗作用，排除细菌和毒素。

2.多吃清淡和富含水分的食物。避免刺激性食物，如韭菜、辣椒等。

3.多吃新鲜蔬果。尤其是富含维生素C的食物，可以促进炎症消退和尿道细胞修复，有利于身体恢复。

4.多吃清热利尿的食物。如冬瓜、苦瓜、荠菜、菊花、马蹄等。

5.忌食温热性食物和烟酒。

素炒冬瓜

材料

冬瓜 500 克，蒜末、姜片、葱段各少许

调料

盐 3 克，鸡精 2 克，水淀粉 10 毫升，食用油适量

做法

1. 冬瓜去皮洗净，切段，改切成片。

2. 油爆姜片、蒜末，倒入冬瓜，炒匀，加入少许清水炒至熟软，加入盐、鸡精炒匀调味。

3. 加入水淀粉炒匀，撒入葱段，快速拌炒匀即可。

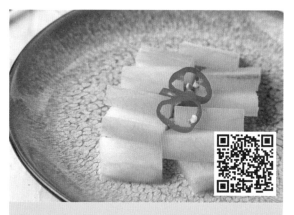

【功效】本品具有消肿、解毒的功效。

绿豆芽拌猪肝

材料

卤猪肝 220 克，绿豆芽 200 克，蒜末、葱段各少许

调料

盐、鸡粉各 2 克，生抽 5 毫升，陈醋 7 毫升，花椒油、食用油各适量

做法

1. 将备好的卤猪肝切片；绿豆芽焯煮断生后捞出。

2. 油爆蒜末，倒入葱段，炒匀，放入部分猪肝片，炒匀；倒入绿豆芽拌匀，加盐、鸡粉、生抽、陈醋、花椒油，拌匀。

3. 取盘子，摆入余下的猪肝片，再盛入食材即可。

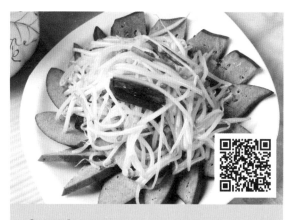

【功效】本品具有解暑消炎的作用。

肾结石

病症简介 肾结石是指发生于肾盏、肾盂以及输尿管连接部的结石病。在泌尿系统的各个器官中，肾脏通常是结石形成的高发部位。肾结石是泌尿系统的常见疾病之一，其发病率较高。

【宜吃食物】

黑木耳　　柠檬　　芦笋　　西瓜

这些食物具有利尿排石的作用，对辅助治疗肾结石有益。

红豆　　鲤鱼　　黄瓜　　土豆

这些食材具有较好的利尿作用，能辅助改善肾结石引起的不适。

【忌吃食物】

菠菜　　芹菜　　茭白　　莴笋

这些食物富含草酸，会导致肾脏负担加重，影响到肾结石的治疗以及恢复。

【饮食原则】

1. 肾结石患者宜选用具有利尿排石作用的中药材和食材，如金钱草、车前草、夏枯草、白茅根、紫菜、木瓜等。
2. 宜选用具有平衡酸碱度功能的中药材和食材，如竹笋、土豆、香菇、白菜、包菜、荷叶、海带、西瓜、葡萄、草莓、栗子等。
3. 宜多喝水，保证一天的饮水量在 2 升左右。
4. 宜多食富含纤维素、维生素 A 的食物，如胡萝卜、西兰花、杏仁、香瓜、南瓜、牛肝等。

【特别注意】 保持生活规律，切忌熬夜，养成良好的生活习惯；改变饮食结构，多吃碱性食品，改善酸性体质；适当地锻炼身体，一方面可增强抗病能力，另一方面，运动出汗有助于排出体内多余的酸性物质。

金钱草粥

材料
金钱草5克，水发大
米200克

调料
冰糖10克

做法

1. 砂锅中注入清水烧热，倒入金钱草，煮30分钟析出药性，将药渣完全捞干净。

2. 倒入大米，搅拌片刻，煮至熟软，放入冰糖，搅拌至冰糖完全溶化，盛出装入碗中即可。

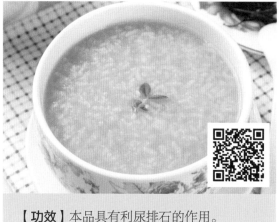

【功效】本品具有利尿排石的作用。

脆炒马蹄

材料
马蹄100克，水发木
耳50克，彩椒40克，
蒜末、葱段各少许

调料
盐、鸡粉、蚝油、料
酒、水淀粉、食用油
各适量

做法

1. 洗净去皮的马蹄切片；洗好的彩椒切块；洗净的木耳切块；将切好的食材焯水断生。

2. 油爆蒜末、葱段，倒入焯过水的食材，略炒片刻，淋入料酒，炒匀提味，加入蚝油，翻炒匀。

3. 放入鸡粉、盐、水淀粉，翻炒均匀即可。

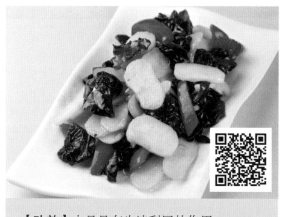

【功效】本品具有生津利尿的作用。

慢性肾炎

病症简介 慢性肾炎系指蛋白尿、血尿、高血压、水肿为基本临床表现，起病方式各有不同，病情迁延，病变缓慢进展，以不同程度肾功能减退，最终将发展为慢性肾衰竭的一种肾小球病。

【宜吃食物】

山楂　　西红柿　胡萝卜　　南瓜

这些食材富含多种维生素，而维生素对慢性肾炎患者的病情康复非常有益。

赤小豆　西瓜翠衣　冬瓜　　薏米　　玉米须

这些食材均具有消除肾炎水肿的功能，能辅助治疗慢性肾炎。

【忌吃食物】

豆制品　　沙丁鱼　　鸡肉　　鱼类

这些食物中含嘌呤高及含氮高，对肾功能有负面影响。

胡椒　　芥末　　咖喱　　辣椒

这些调味品辛香、刺激性强，不适合慢性肾炎患者食用。

【饮食原则】

1. 限制钠、钾摄取量，患者应忌食咸菜、海味、腌制品等含钠盐较高的食物，以减轻肾脏负担。

2. 肾功能不全，后期体内可出现钾的滞留，而钾太多会引起心跳骤停，故患者应避免食用富含钾的食物，如香蕉、小麦、黄豆粉等。

3. 适当的饮水量。饮水量一般不加限制，但也不宜过多，尤其是伴有明显水肿及尿少者，一定要注意水的摄入量。

4. 慢性肾炎患者应注意进食富含维生素A、B族维生素及维生素C的食物，如苹果、猕猴桃、西红柿等新鲜蔬菜及水果，以防维生素缺乏。

翠衣粥

材料
西瓜皮 100 克，水发大米
80 克，姜丝、葱花各少许

调料
白糖适量

做法

1. 处理好的西瓜皮切成条。

2. 砂锅中注水烧热，倒入大米，搅匀，煮至米粒
   熟软，放入姜丝、西瓜条，煮 1 分钟。

3. 放入白糖，搅匀煮至溶化，盛出装碗，撒上葱
   花即可。

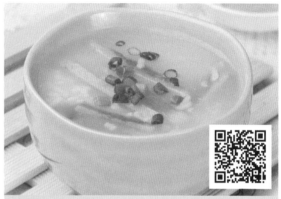

【功效】本品具有清热解毒、利尿消肿的
作用。

冬菇玉米排骨汤

材料
去皮胡萝卜 100 克，玉米
170 克，排骨块 250 克，水
发冬菇 60 克

调料
盐 2 克

做法

1. 洗净去皮的胡萝卜切滚刀块；洗好的玉米切段；
   洗净的冬菇去柄。

2. 锅中注水烧开，放入排骨块，汆煮片刻，捞出。

3. 砂锅中注水烧开，倒入排骨块、胡萝卜块、玉
   米段、冬菇，煮至食材熟透，加盐调味即可。

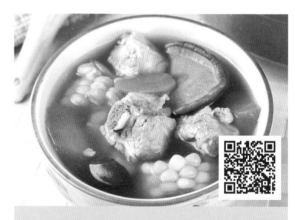

【功效】本品具有利尿消炎的作用。

遗精

病症简介 遗精是指男性在没有性交的情况下精液自行泻出的现象。遗精多由肾虚精关不固，或心肾不交，或湿热下注所致。

【宜吃食物】

莲子　　芡实　　石榴　　乌梅

这些食材均属于收涩类食物，有收涩固涩的作用，可辅助治疗遗精。

韭菜　　荔枝　　枸杞子　　松子

这些食材都有补肾的功效，对遗精、早泄有辅助治疗作用。

【忌吃食物】

黑芝麻　　松子　　牡蛎　　茭白

黑芝麻、松子属油润滑泄之品，牡蛎性寒，茭白性滑，这些食物都不适合遗精患者食用。

【饮食原则】

1. 遗精患者宜选用具有抑制精液排出功能的中药材和食材，如芡实、山茱萸、金樱子、龙骨、莲子、牡蛎、紫菜、羊肉、猪腰等。
2. 宜选用具有抑制中枢神经功能的中药材和食材，如甲鱼、柏子仁、酸枣仁、朱砂、远志、合欢皮等。
3. 宜食高蛋白、营养丰富的汤粥类食物，如龙骨芡实粥、鸡蛋虾仁牡蛎汤、莲子百合煲、熟地甲鱼汤等。

【特别注意】如发生遗精，切勿中途忍精，切勿用手捏住阴茎使精液不能流出，遗精后切勿用冷水清洗。

红烧龟肉

材料

乌龟肉块 600 克，枸杞 10 克，花椒、姜片、葱段各少许

调料

盐、蚝油、老抽、料酒、鸡汁、水淀粉、食用油各适量，冰糖 30 克

做法

1. 乌龟肉块入沸水锅，淋入料酒，焯煮约半分钟。

2. 油爆姜片、葱段、花椒，倒入乌龟肉块，炒匀，淋上料酒，放入蚝油、老抽，炒匀炒香。

3. 注入清水，撒上枸杞、冰糖，煮沸，加盐、鸡汁、水淀粉，快速炒匀，至汤汁收浓即可。

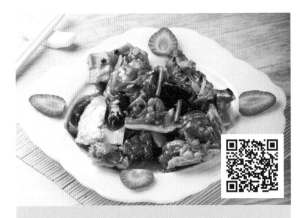

【功效】本品具有补气益肾的作用。

山茱萸五味子茶

材料

山茱萸 10 克，五味子 10 克，益智仁 10 克

做法

1. 砂锅中注入适量清水烧开，放入山茱萸、五味子、益智仁，用小火煮 20 分钟至其析出有效成分。

2. 盛出煮好的药膳茶，滤入杯中，静置一会儿，待稍微放凉后即可饮用。

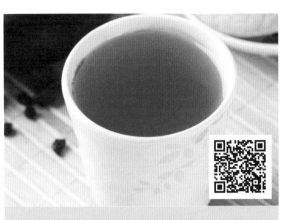

【功效】本品具有收汗、涩精的作用。

男性不育症

病症简介 男性不育症是指夫妇婚后同居1年以上，未采取避孕措施而未让女方受孕，其原因属于男方者，亦称男性生育力低下。

【宜吃食物】

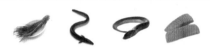

韭菜　　泥鳅　　黄鳝　　三文鱼

这些食材对调节性功能有较好的作用，适合男性不育症患者食用。

豌豆　　鸡蛋　　南瓜　　西红柿

蜂蜜　　花生　　淡菜　鳕鱼

这些食材都对男性生殖腺有益，对男性不育症非常有帮助。

【忌吃食物】

大蒜　　烤肉　　白酒　　咖啡

这些食物会对男性精液产生伤害。

【饮食原则】

1. 不育症患者宜选用具有促进性腺发育功能的中药材和食材，如杜仲、菟丝子、仙茅、牛鞭、猪腰、狗肾等。

2. 宜选择具有促进精液分泌作用的中药材和食材，如巴戟天、淫羊藿、人参、韭菜等。

3. 宜摄入含有提升生育能力的微量元素锌、锰、硒类食物，如大米、小米、面粉、红薯等。

> 【特别注意】研究表明，男性身体过度肥胖，会致使腹股沟处的温度升高，危害精子的生长，从而致使不育。因而，男性要防止不育应注意控制体重。

菟丝子烩鳝鱼

材料
鳝鱼 200 克，青椒、红椒各 40 克，生地、菟丝子、姜片各适量

调料
盐、鸡粉、生粉各 2 克，生抽、料酒、水淀粉、食用油各适量

做法

1. 洗好的青椒、红椒切块；洗净的鳝鱼斩成段，加料酒、盐、鸡粉、生粉、食用油，腌渍入味。

2. 生地、菟丝子煎煮成药汁；油爆姜片，倒入青椒、红椒、鳝鱼炒匀，加料酒、盐、鸡粉、药汁，煮至食材熟透，加入水淀粉、生抽炒匀即可。

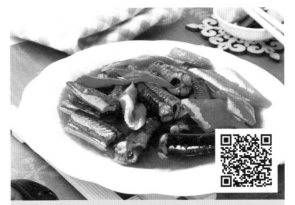

【功效】本品具有补气养血、滋补肝肾的作用。

粉蒸鳝片

材料
鳝鱼 300 克，蒸肉米粉 50 克，姜末 8 克，葱花 4 克

调料
米酒 50 克，白糖、盐、辣椒酱、生抽、香醋、芝麻油各适量

做法

1. 处理干净的鳝鱼去头切片，加姜末、盐、白糖、生抽、辣椒酱、芝麻油、米酒，腌渍入味。

2. 腌渍好的鳝片中倒入粉蒸米粉拌匀，再放入已烧开上气的电蒸锅，调好时间旋钮，蒸至熟。

3. 取出蒸好的鳝片，淋入香醋，撒上葱花即可。

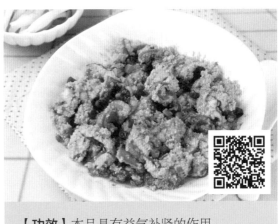

【功效】本品具有益气补肾的作用。

男性更年期综合征

病症简介 男性更年期由睾丸功能退化所引起的,发病年龄一般在55~60岁之间。主要表现为头痛、失眠等,可伴有抑郁、血管舒缩障碍及植物神经功能紊乱、性功能减退等。

【宜吃食物】

鸭肉　　山药　　泥鳅　　银耳

这些食材都有益肺滋阴的作用,能改善男性更年期时的阴虚症状。

橙子　　苹果　　草莓　　菠菜

这些食材富含各种维生素,能够帮助更年期男性调节精神。

【忌吃食物】

辣椒　　桂皮　　丁香　　白酒

这些食物属于辛燥伤阴之品,食用后会加重男性更年期出现的阴虚之症。

【饮食原则】

1.均衡膳食,每天摄入五大类食物,食物多样化,增加营养素的来源。

2.多吃新鲜蔬菜和水果。蔬菜和水果含有丰富的维生素和矿物质,有利于缓解更年期烦躁易怒的症状。

3.多食用富含维生素 B_1 的食物,比如瘦肉,小米、豆类、麦片、玉米等粗粮,以及蘑菇、香菇等蕈类食物,对保护神经系统、减轻更年期综合征的症状有益处。

4.忌饮用刺激性强的饮品,如酒、浓茶、咖啡等。因更年期的男性情绪不稳定,进食这些食物易造成情绪激动。

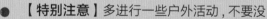

【特别注意】多进行一些户外活动,不要没事一个人闷在家中,有条件的话可以参加一些体育锻炼,如打球、跳舞、打太极拳等。

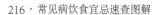

海参粥

材料
海参 300 克，粳米 250 克，姜丝少许

调料
盐、鸡粉各 2 克，芝麻油少许

做法

1. 洗净的海参切开，去除内脏，再切成丝，入沸水锅中略煮片刻，捞出。
2. 砂锅中注水烧热，倒入粳米，煮至粳米熟软。
3. 加盐、鸡粉，拌匀，倒入海参，放入姜丝，拌匀，续煮至食材入味，淋入芝麻油，拌匀即可。

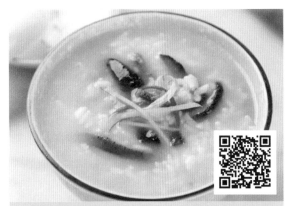

【功效】本品能滋阴降火，适合阴虚火热者食用。

玉米苦瓜煎蛋饼

材料
玉米粒 100 克，苦瓜 85 克，高筋面粉 30 克，玉米粉 15 克，鸡蛋液 130 克

调料
盐少许，鸡粉 2 克，胡椒粉、食用油各适量

做法

1. 洗净的苦瓜切薄片；将玉米粒、苦瓜片焯煮至断生；鸡蛋液中加焯过水的材料、高筋面粉、玉米粉、盐、鸡粉、胡椒粉，拌匀，制成蛋糊。
2. 用油起锅，倒入蛋液，煎至两面熟透，盛出即可。

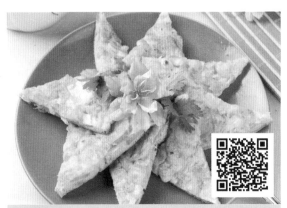

【功效】本品能清热泻火，适合更年期患者食用。

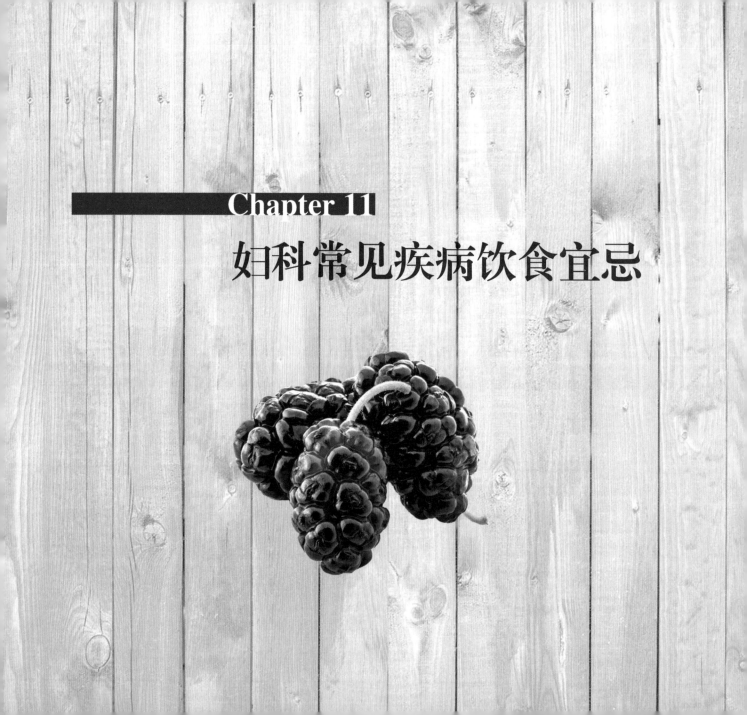

Chapter 11

妇科常见疾病饮食宜忌

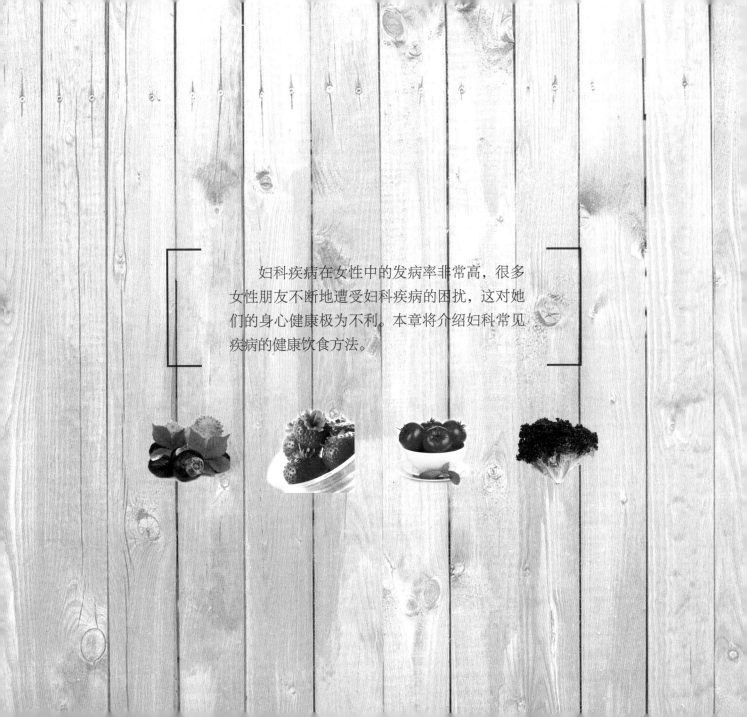

妇科疾病在女性中的发病率非常高，很多
女性朋友不断地遭受妇科疾病的困扰，这对她
们的身心健康极为不利。本章将介绍妇科常见
疾病的健康饮食方法。

月经失调

病症简介 月经失调也称月经不调，表现为月经周期或出血量的异常，或是月经前、经期时的腹痛及全身症状。包括痛经、月经提前、月经推迟、经期延长、经间期出血。

【宜吃食物】

党参　　红枣　　枸杞　　红糖

这些食物具有益气养血的功效，对月经不调的女性非常有益。

乌鸡　　牛肉　　牛奶　　花生

这些食物都是滋补身体的佳品，可补血、滋阴、润燥，有改善月经不调的作用。

【忌吃食物】

螃蟹　　田螺　　蚌肉　　西瓜

这些食物均为性味寒凉之物，可使肝气凝滞、损耗肾气，最终引起月经不调。

生姜　　白酒　　辣椒

这些食物具有强烈的刺激性，可刺激血管，使血管扩张，引起经量过多或者痛经。

【饮食原则】

1.膳食均衡，摄取优质蛋白质。蛋类、瘦肉、奶制品、大豆中的大豆蛋白都属于优质蛋白质，所以可以经常食用这类食物补充优质蛋白质。

2.饮食清淡，不要食用辛辣食物。月经不调饮食以清淡为好，特别是在经期中食用清淡的饮食，有助于消化和吸收。

3.饮食宜温热，不要食用生冷食物。即使在酷暑盛夏季节，经期也不宜吃冷饮。一些属性偏凉的食物，也都应该避免在经期内食用。

红糖山药粥

材料
大米 80 克，去皮山药 150 克，枸杞 15 克

调料
红糖 30 克

做法

1. 洗净的山药切小块；砂锅中注水烧开，倒入大米，烧开后加入山药，煮至食材熟软。

2. 放入枸杞拌匀，加入红糖，搅拌至溶化，焖 5 分钟至食材入味。

3. 盛出煮好的粥装在碗中，放上枸杞点缀即可。

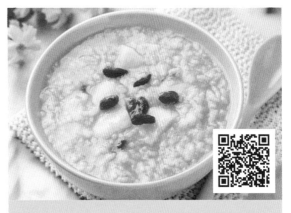

【功效】本品具有补血调经的作用。

胡萝卜炒牛肉

材料
牛肉 300 克，胡萝卜 150 克，彩椒、圆椒、蒜片各少许

调料
盐、鸡粉、生抽、水淀粉、料酒、食用油各适量

做法

1. 将胡萝卜切片；彩椒、圆椒切块；牛肉切片，加盐、生抽、水淀粉、食用油，腌渍入味。

2. 将胡萝卜片、彩椒、圆椒焯煮断生，捞出。

3. 油爆姜片、蒜片，倒入牛肉炒至变色，放入食材，加盐、鸡粉、料酒、水淀粉，炒入味即可。

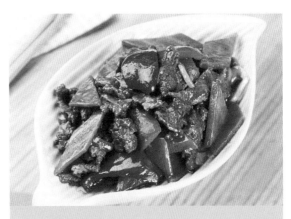

【功效】本品具有益气补虚的作用。

痛经

病症简介 中医认为，痛经的发病与肾、肝、脾三脏密切相关，肾气亏虚、气血不足，加上各方面的压力，令肝气郁结，以致气血运行不畅，造成痛经。

【宜吃食物】

龙眼　　荔枝　　肉桂　　生姜

这些食物具有温经、活血、止痛功能，适合痛经伴小腹冰凉者食用。

韭菜　　花生油　　香油　　香蕉

这些食物具有松弛子宫肌肉的作用，可缓解疼痛，改善痛经症状。

【忌吃食物】

螃蟹　　田螺　　蚌肉　　西瓜

这些食物性寒凉，可加重痛经病情，不宜食用。

【饮食原则】

1. 肝肾阴虚型患者应选择滋阴补肝肾的药材和食材，如女贞子、桑葚、生地、玄参、枸杞、黄花菜、金针菇、香菇、木耳等。

2. 注意饮食的营养，多吃富含维生素、无机盐、膳食纤维的食物，可以增强身体免疫能力，减少感染机会，如绿叶蔬菜、水果等。

3. 多食富含 B 族维生素食物，如粗粮、奶类、豆类等。

4. 治疗期间保持饮食清淡，多饮水，多食蔬菜，可以进食具有一定抗菌作用的食物，如马齿苋、鱼腥草、苋菜等。

【特别注意】女性朋友经期要保证充足的睡眠，可照常工作与劳动，但要禁止剧烈运动，如打球、游泳、赛跑、扛挑重物等，以免发生经血过多或闭止不潮。

水晶墨鱼卷

材料
墨鱼片 220 克，鸡汤 150 毫升，姜汁适量

调料
盐、鸡粉各少许，料酒 5 毫升，水淀粉、食用油各适量

做法

1. 将洗净的墨鱼片切上网格刀花，倒入沸水锅中，淋上姜汁、料酒，汆至鱼片卷起，捞出。

2. 用油起锅，注入鸡汤，倒入姜汁，放入墨鱼片，拌匀，加入鸡粉、盐、料酒，炒至食材入味。

3. 再用水淀粉勾芡，至墨鱼熟透即可。

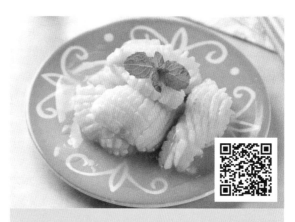

【功效】本品具有改善痛经的作用。

山楂鸡翅

材料
鸡中翅 5 个，山楂干 25 克，生姜 3 片，葱 5 克

调料
冰糖 5 克，生抽 3 毫升，盐、食用油各适量

做法

1. 山楂干冲洗干净，用凉水浸泡 30 分钟；鸡中翅洗净后，用开水略焯一下去味。

2. 油爆葱、姜，下鸡中翅翻炒，倒入生抽上色，加入冰糖和山楂干，翻炒几分钟后加水。

3. 调入适当的盐，水煮开后转中小火煮熟即可。

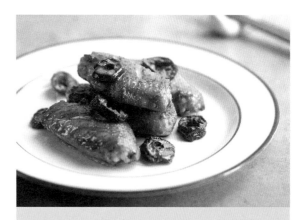

【功效】本品具有活血止痛的作用。

阴道炎

病症简介 阴道炎是阴道黏膜及黏膜下结缔组织的炎症。常见的阴道炎有非特异性阴道炎、细菌性阴道炎、滴虫性阴道炎、霉菌性阴道炎、老年性阴道炎。

【宜吃食物】

上海青　　芥菜　　菠菜　　牛奶

这些食材具有抗黏膜病变的作用，非常适合阴道炎患者食用。

薄荷　　洋葱　　白鲜皮　　地肤子

这些食材和药材具有抗阴道滴虫的作用，适合滴虫性阴道炎患者食用。

【忌吃食物】

羊肉　　狗肉　　辣椒　　芥末

这些食物属于辛辣之品，易导致阴道炎病情复发或加重患者病情。

蔗糖　　蜂蜜　　乳酪　　水果干

这些食物富含单糖和酵母，不利于阴道炎患者病情恢复。

【饮食原则】

1. 饮食要清淡，忌辛辣刺激，以免酿生湿热或耗伤阴血。
2. 多吃一些富含抗氧化剂的食物，有利于增强机体免疫力、抗感染，如维生素 A、维生素 C、维生素 E 以及微量元素锌、铁、镁、铜和硒等属于抗氧化物。此外，生物类黄酮、番茄红素、多酚类和花色素等也具有非常强的抗氧化作用，这类食物有葡萄、柿子椒、苦瓜、西红柿、芥末和花椰菜等。
3. 阴道炎患者切忌海鲜发物、腥膻之品，如桂鱼、黄鱼、带鱼、黑鱼、虾、蟹等。

马齿苋生姜肉片粥

材料

水发大米 120 克，马齿苋 60 克，猪瘦肉 75 克，姜块 40 克

调料

盐、鸡粉、料酒、胡椒粉、水淀粉、芝麻油各适量

做法

1. 洗净食材，将姜块切丝；马齿苋切段；猪瘦肉切片，加盐、鸡粉、料酒、水淀粉，腌渍入味。

2. 砂锅中注水烧热，倒入大米，煮约 20 分钟；倒入马齿苋，煮约 5 分钟；倒入瘦肉，撒上姜丝，加盐、鸡粉、芝麻油、胡椒粉，拌匀调味即可。

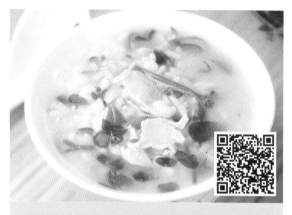

【功效】本品有清热解毒、消肿止痛的作用。

黑豆黄柏射干汤

材料

水发黑豆 150 克，黄柏 8 克，射干 6 克

做法

1. 砂锅注水，倒入泡好的黑豆，放入黄柏、射干，搅拌均匀。

2. 加盖，用大火煮开后转小火续煮 1 小时至黑豆熟软和药材有效成分析出。

3. 揭盖，搅拌一下，盛出煮好的药膳汤，装碗即可。

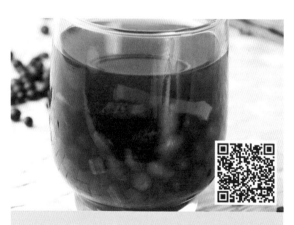

【功效】本品具有清热解毒的作用。

带下过多

病症简介 带下过多是指带下量明显增多，色、质、气味异常，或伴有局部及全身症状的疾病。中医认为，带下过多是由湿邪伤及任、带，以致任脉不固，带脉失约所造成。

【宜吃食物】

绿豆　　粳米　　苦瓜　　马齿苋

这些食物具有清热解毒的作用，适合湿热下注所致的带下症。

芡实　　莲子　　猪肚　　鸡肉

这些食物能健脾祛湿，适合寒凉体湿体质者食用，对带下过多有很好改善作用。

【忌吃食物】

花椒　　辣椒　　虾　　螃蟹

这些食物均性质辛辣、燥热，带下过多患者不宜食用。

肥肉　　奶油　　黄油　　巧克力

这些食物均属油腻之品，食用后会增加白带量，加重病情。

【饮食原则】

1.多摄入营养丰富的食物，如牛奶、豆浆、瘦肉、动物内脏等。配餐宜以健脾补肾为主，如黄芪粥、淮山粥、白果粥，或人参、鹿茸等。

2.宜食用一些利湿止带之品，如土茯苓薏米粥、白果薏米粥等。对于白带清稀如水、阳气不足的患者，应佐配羊肉、肉苁蓉等。

3.带下病伴有阴痒者，可用地肤子、枯矾、苦参煎水坐浴。

夏枯草蒲公英茶

材料

夏枯草 7 克，蒲公英 5 克

做法

1. 砂锅中注入适量清水烧热，倒入夏枯草、蒲公英，拌匀。

2. 盖上盖，烧开后用小火煮约 20 分钟，至药材析出有效成分。

3. 揭开盖，关火后盛出煮好的药茶，滤入杯中，趁热饮用即可。

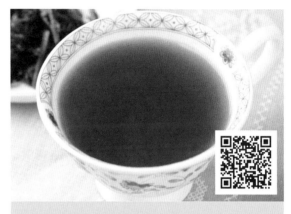

【功效】本品具有清热祛湿的作用。

白扁豆莲子龙骨汤

材料

猪龙骨 500 克，白扁豆 50 克，莲子、红枣、葱、姜各少许

调料

盐、料酒各适量

做法

1. 白扁豆、莲子洗净后分别用清水浸泡 30 分钟；葱切段；姜切片；猪龙骨洗净，冷水下锅，倒入料酒，焯煮去脏污，捞出过一遍凉水，沥干。

2. 将龙骨放入砂锅中，倒入清水，加白扁豆、莲子、红枣、姜片、葱段，煲煮 2 小时，加盐调味即可。

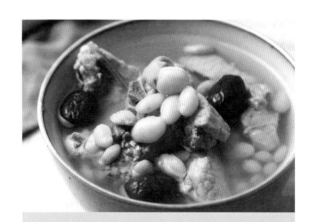

【功效】本品具有健脾祛湿的功效。

妊娠反应

病症简介 妊娠反应是指孕妇在早孕期间经常出现择食、食欲不振，一般于停经 40 天左右开始，孕 12 周以内反应消退，少数孕妇出现频繁呕吐，不能进食，导致体重下降、脱水等。

【宜吃食物】

砂仁　　陈皮　　橘子　　苹果

这些中药和食材具有抑制呕吐的作用。

紫苏　　白萝卜　　冬瓜　　柠檬

这些食物容易消化和吸收，也有防止呕吐的作用。

【忌吃食物】

胡椒　　花椒　　白酒　　咖啡

酒酿　　蜜饯　　糖类　　荔枝

这些食物属于辛辣、温热、甜腻之品，不适合有妊娠反应的孕妇食用。

【饮食原则】

1.为了防止呕吐严重时引起脱水，可选食一些含水分多的食品，如各种水果、西瓜、新鲜蔬菜等。这些食品不仅含有大量水分，而且含有丰富的维生素C和钙、钾等无机盐。

2.热食气味大，妊娠呕吐者比较敏感，可以适当食用些冷食或将热食晾凉后再食用。

3.宜食用一些富含蛋白质、维生素的食物，如牛奶、豆浆、鸡蛋等。

4.孕妈妈可采用少食多餐的方法，不拘泥一日三餐的规定习惯，想吃就吃，可减少恶心与呕吐。

砂仁黄芪猪肚汤

材料
猪肚350克, 水发银耳100克,
砂仁、黄芪、姜片各适量

调料
盐、鸡粉、
料酒各少许

做法

1. 洗净的银耳切小块；洗好的猪肚切条；锅中注水烧开，放入银耳，煮片刻后捞出，倒入猪肚、料酒，煮至变色，捞出。

2. 砂锅中注水烧开，放入砂仁、姜片、黄芪、银耳、猪肚，加料酒，炖至食材熟透，加盐、鸡粉，煮至食材入味即可。

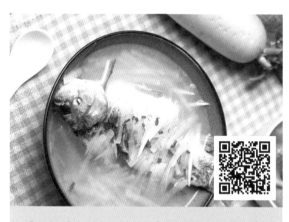

【功效】本品具有益气补虚、醒脾开胃的作用。

萝卜鲫鱼汤

材料
鲫鱼1条，白萝卜250克，姜丝、葱花各少许

调料
盐5克，鸡粉3克，
料酒、食用油、胡椒粉各适量

做法

1. 将去皮洗净的白萝卜切成丝；油爆姜丝，放入宰杀处理干净的鲫鱼，煎至两面焦黄，淋入料酒，加入热水，加盐、鸡粉，大火煮15分钟。

2. 放入白萝卜丝，煮约2分钟，加入胡椒粉，把锅中材料倒入砂锅中，大火烧开，撒上葱花即可。

【功效】本品具有健脾止呕的作用。

胎动不安

病症简介 胎动不安是临床常见的妊娠病之一，经过安胎治疗，腰酸、腹痛消失，出血迅速停止，多能继续妊娠。若因胎元有缺陷而致胎动不安者，不宜进行保胎治疗。

【宜吃食物】

鲫鱼　　牛肉　　鸡蛋　　牛奶

这些食物具有滋补作用和易于消化的特点，适合胎动不安的孕妇食用。

土豆　　莲藕　　白萝卜　芹菜

这些食物富含膳食纤维，可以加强肠胃蠕动，从而避免腹胀和便秘。

【忌吃食物】

绿豆　　莲子心　西瓜　　冷饮

这些食物性味寒凉，对孕妇胃肠有伤害，易加重病情恶化。

【饮食原则】

1.饮食宜清淡，营养丰富，如五谷、蔬菜、豆类、植物油等含有人体所必需的营养成分，而且易于消化和吸收，在怀孕早期可适量食用。

2.孕后饮食有节，必须适量。过饥则机体气血得不到足够的补充；过量则会损伤脾胃，使营血不足，气血生化乏源，影响胎儿的生长发育。

3.孕妇饮食要多样化，不能偏食，蔬菜、鱼肉、水果、蛋等样样要吃，使人体有足够的能量及补充各种必需的维生素。

【特别注意】 在食用某些食物后如发生全身发痒、出荨麻疹或心慌、气喘或腹痛、腹泻等现象时，应考虑到食物过敏，立即停止食用这些食物。

莲藕核桃栗子汤

材料

水发红莲子、核桃各 65 克，红枣
40 克，陈皮 30 克，鸡肉块 180 克，
板栗仁 75 克，莲藕 100 克

调料

盐 2 克

做法

1. 洗净的莲藕切块；鸡块汆煮片刻后捞出。

2. 砂锅中注水烧开，倒入鸡块、藕块、红枣、陈皮、红莲子、板栗仁、核桃，拌匀，煮 2 小时至熟。

3. 加入盐，搅拌片刻至入味，盛出装碗即可。

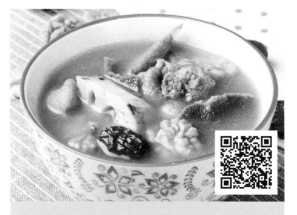

【功效】本品具有益肾安胎的作用。

豉油蒸鲤鱼

材料

净鲤鱼 300 克，姜片
20 克，葱条、彩椒丝、
姜丝、葱丝各少许

调料

盐 3 克，胡椒粉 2 克，
蒸鱼豉油 15 毫升，
食用油少许

做法

1. 取一干净的蒸盘，摆上洗净的葱条，放入处理好的鲤鱼，放上姜片，撒上少许盐，腌渍一会儿。

2. 蒸锅上火烧开，放入蒸盘，蒸至食材熟透，取出，拣出姜片、葱条，撒上姜丝，放上彩椒丝、葱丝，撒上胡椒粉，浇上热油，淋入蒸鱼豉油即可。

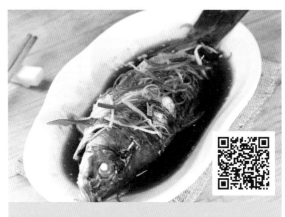

【功效】本品具有健脾补虚的作用。

产后缺乳

病症简介 产后缺乳又称为产后"乳汁不足"，是指哺乳期的妇女乳汁分泌量少，满足不了婴儿的需要的一种产后病症。

【宜吃食物】

| 黄芪 | 当归 | 王不留行 | 通草 |

黄芪、当归是益气补血之品，王不留行、通草具有通乳催乳的作用。

| 猪蹄 | 羊肉 | 老母鸡 | 泥鳅 |

| 鲫鱼 | 鲤鱼 | 豌豆 | 花生 |

这些食物均是高蛋白、高热量之品，非常适合产后缺乳汁者食用。

【忌吃食物】

| 花椒 | 辣椒 | 胡椒 | 芥末 |

| 西瓜 | 柿子 | 螃蟹 | 田螺 |

这些食物属于辛辣或性寒之品，对胃肠均有刺激作用，不适合产后缺乳者食用。

【饮食原则】

1.摄取充足的营养，对乳汁的分泌有促进作用。特别是应增加蛋白质和钙的摄入，应充分摄入肉、鱼、鸡蛋、豆腐等蛋白质含量高的食品。

2.多喝汤，如猪蹄汤，将猪蹄、花生仁和黄豆一起炖食，可补气养血、通乳；还有鲫鱼通草汤也是产后缺乳最有效的食品之一。

3.妈妈在喂奶时要注意补充水分，或是多喝豆浆、杏仁粉茶、果汁、原味蔬菜汤等。

黄芪灵芝猪蹄汤

材料
猪蹄 200 克，黄芪、灵芝、葛根、丹参、北沙参、小香菇、姜片各少许

调料
料酒 5 毫升，盐 2 克

做法

1. 将黄芪、丹参装进隔渣袋里；沸水锅中倒入洗净的猪蹄，加入料酒，氽煮至去除脏污，捞出。

2. 砂锅注入清水，倒入猪蹄，放入装有黄芪、丹参的隔渣袋，倒入小香菇、灵芝、葛根、北沙参、姜片，煮至食材有效成分析出，加盐调味即可。

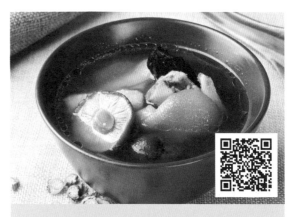

【功效】本品滋补营养，能补虚催乳。

木瓜凤爪汤

材料
嫩鸡爪 10 个，木瓜 200 克，红枣 6 颗

调料
盐适量

做法

1. 先将鸡爪洗净，去掉爪尖壳；红枣洗净，去核；木瓜洗净，带皮切块。

2. 将锅置火上，注水烧开，下入鸡爪、木瓜块、红枣煮至鸡爪熟烂，加盐调味即可。

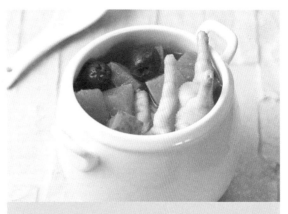

【功效】本品能益气补虚，促进乳汁分泌。

乳腺增生

病症简介 乳腺增生是一种乳腺组织既非炎症也非肿瘤的异常增生性疾病，其本质是生理增生与复旧不全造成的乳腺正常结构的紊乱，乃女性常见的多发病之一。

【宜吃食物】

海藻　　海带　　干贝　　海参

这些含碘食物可以刺激垂体前叶黄体生成素，消除乳腺增生的隐患。

黑木耳　　香菇　　芦笋　　胡萝卜

西红柿　　猕猴桃　　桑葚

这些食物均有提高免疫能力的作用，对乳腺增生有促进康复的作用。

【忌吃食物】

辣椒　　韭菜　　花椒　　桂皮

这些都是辛辣刺激性食物，强烈的刺激性食物会使人体内分泌失调，食用后对乳腺增生非常的不利。

【饮食原则】

1. 低脂饮食，防止肥胖。摄入过高的脂肪和动物蛋白及饮食无节制造成的肥胖，会促进人体内某些激素的生成和释放，刺激乳房腺体上皮细胞过度增生。

2. 多吃豆制品。豆制品中的植物刺激素对雌激素的双向调节机制可抑制人体雌激素的分泌，对乳腺组织有一定的保护作用，并可防止乳腺癌的发生。

3. 不要食用雌激素喂养的禽畜、被污染的食物，如被污染的水、农作物、家禽鱼蛋等，应尽量不要食用，多食天然、新鲜、多样化绿色有机食品。

4. 远离保健品。保健品既不能预防乳腺增生，也不能直接治疗乳腺增生，从这个意义上说，服用无益。

玫瑰香附茶

材料
玫瑰花 1 克，香附 3 克

调料
冰糖少许

做法

1. 取一个茶杯，倒入备好的香附、玫瑰花、冰糖，注入适量开水。
2. 盖上盖，泡约 10 分钟至药材析出有效成分。
3. 揭盖，趁热饮用即可。

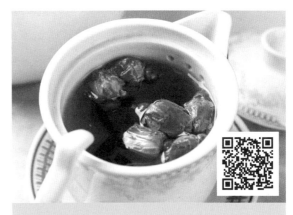

【功效】本品能疏肝解郁。

芋头糙米饭

材料
水发糙米 220 克，芋头 100 克

做法

1. 将去皮洗净的芋头切成小块。
2. 锅中注水烧热，倒入洗净的糙米，煮至米粒变软，倒入芋头块，搅散、拌匀，煮至食材熟透。
3. 盛出煮好的糙米饭，装在碗中，稍微冷却后食用即可。

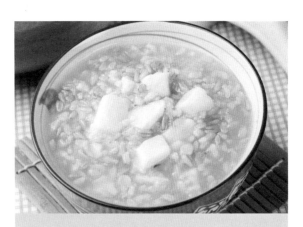

【功效】本品能活血解郁。

乳腺炎

病症简介 乳腺炎是乳腺管内和周围结缔组织炎症，多发生于产后哺乳期的妇女，尤其是初产妇更为多见。

【宜吃食物】

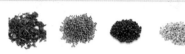

| 蒲公英 | 绿豆 | 赤小豆 | 薏米 |

这些食材和药材具有消炎排脓的作用，适合乳腺炎患者食用。

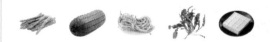

| 芦笋 | 丝瓜 | 鱼腥草 | 荠菜 | 豆腐 |

这些食材均性质偏凉，具有清热降火的作用，能改善乳腺炎引起的不适。

【忌吃食物】

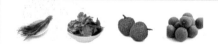

| 韭菜 | 香菜 | 荔枝 | 桂圆 |

这些食材性质偏温，不适合炎症患者食用。

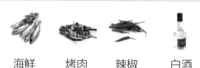

| 海鲜 | 烤肉 | 辣椒 | 白酒 |

海鲜、烤肉，荤腥油腻；辣椒、白酒属辛辣刺激性食物，都不适合乳腺炎患者食用。

【饮食原则】

1. 减少脂肪的摄入。患者在平时的饮食上应该注意减少脂肪的摄入，少进食如肥肉、乳酪、奶油等。
2. 忌辛辣刺激性食物。在平时的饮食上也应该注意不要进食辛辣刺激性的食物，如辣椒、胡椒、大蒜、大葱、洋葱、芥末等，以免助热生火而加重病症。
3. 以清淡且富有营养的饮食为宜。可多进食一些新鲜蔬果，如青菜、鲜藕、西红柿、黄瓜、绿豆、橘子、香蕉等。
4. 可多进食一些具有通乳作用以及具有清热散结作用的食物，如猪蹄、鲫鱼、黄花菜、丝瓜等。

黄豆黄花菜饮

材料

水发黄豆 90 克，水发黄花菜 80 克

做法

1. 砂锅中注水烧开，倒入洗净的黄豆、黄花菜，用汤匙搅拌均匀。

2. 烧开后用小火煮约 20 分钟至食材熟透。

3. 盛出煮好的汤料，装入碗中即可。

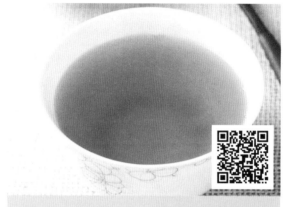

【功效】本品具有消炎、提高免疫力的作用。

鱼腥草冬瓜瘦肉汤

材料

冬瓜 300 克，川贝 3 克，
瘦肉 300 克，鱼腥草 80 克，
水发薏米 200 克

调料

盐、鸡粉各 2 克，
料酒 10 毫升

做法

1. 冬瓜去皮切大块；鱼腥草切段；瘦肉切大块，倒入沸水锅中，加料酒，氽煮后捞出。

2. 砂锅中注入清水，倒入川贝、薏米、瘦肉，放入鱼腥草、冬瓜，加入料酒，煮至食材熟透，加入盐、鸡粉，拌匀调味即可。

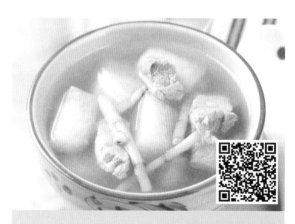

【功效】本品具有解毒、排脓的作用。

宫颈炎

病症简介 子宫颈通过阴道间接与外界相通，既是生殖生理功能和生殖内分泌功能的重要器官，又是预防阴道内病原体侵入子宫腔的重要屏障。子宫颈一旦受到感染时，就会形成宫颈炎。

【宜吃食物】

  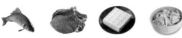

鲫鱼　　瘦肉　　豆腐　　腐竹

这些食物都富含蛋白质，能帮助炎症创面自我修复，适合宫颈炎患者食用。

狝猴桃　　苹果　　橙子　　柠檬

这些水果富含维生素 C，能增强身体抵抗力，促进病情康复。

【忌吃食物】

桂圆　　红枣　　阿胶　　蜂王浆

这些食物属于热性、凝血性和含激素成分的食品，宫颈炎患者要避免食用。

【饮食原则】

1.饮食应注意营养，多食富含维生素、纤维素的食物，可增强身体免疫力，减少感染机会，保持饮食清淡，多食蔬菜。

2.多进食一些具有消炎抗菌作用的食物，如大蒜、马齿苋、油菜、芥菜、苦瓜等。

3.忌甜食与油腻食物，这些食物会增加白带的分泌，影响治疗效果。

4.忌辛辣刺激性食物，忌海鲜等发物以及羊肉、狗肉等燥热性食物，这些食物都会加重宫颈红肿、糜烂等炎症反应，影响病情恢复。

【特别注意】慢性宫颈炎患者尽量避免进入游泳池里游泳，对于慢性宫颈炎，尤其是宫颈糜烂，应该积极进行早期的治疗，排除早期癌变的可能性。

虾菇油菜心

材料

小油菜 100 克，鲜香菇 60 克，虾仁 50 克，姜片、葱段、蒜末各少许

调料

盐、鸡粉各 3 克，料酒 3 毫升，水淀粉、食用油各适量

做法

1. 将香菇切成小片；虾仁挑去虾线，加盐、鸡粉、水淀粉、食用油，腌渍入味；将小油菜、香菇焯水后捞出；油爆姜片、蒜末、葱段，倒入香菇、虾仁，炒匀，淋入料酒，翻炒至虾身呈淡红色。

2. 加盐、鸡粉，炒熟透，盛入摆有小油菜的盘里。

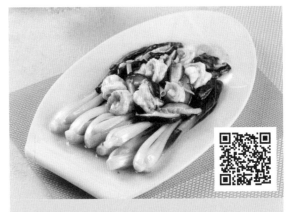

【功效】本品能提高机体抵抗能力。

黑木耳蛋卷

材料

鸡蛋 2 个，黑木耳 5 朵，胡萝卜丁 20 克，香葱适量

调料

盐、白胡椒、食用油各适量

做法

1. 鸡蛋打入碗中，加入剁碎的黑木耳、胡萝卜丁，加入少许盐、白胡椒，搅打均匀。

2. 平底煎锅倒少许油，倒入蛋液匀成圆饼状，待下面凝住，上面还有一层薄蛋液时用筷子从一边挑起，把蛋饼卷成卷，盛出，切块装盘即可。

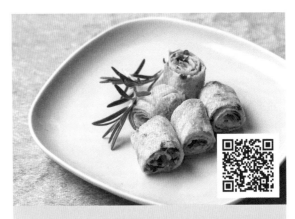

【功效】本品能增强机体抗病能力。

乳腺癌

病症简介 乳腺癌是乳腺导管上皮细胞在各种内外致癌因素作用下，细胞失去正常特性而增生，以致超过自我修复限度而发生癌变的疾病。

【宜吃食物】

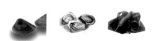

文蛤　牡蛎　海带

这些食物具有软坚散结的作用，适合辅助治疗乳腺癌。

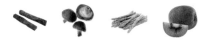

山药　香菇　芦笋　猕猴桃

这些食材具有增强免疫力、防止癌症复发的作用，对乳腺癌患者有益。

【忌吃食物】

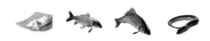

墨鱼　鲤鱼　鲫鱼　鳝鱼

这些食物属海腥河鲜催奶食物，食入后易生热助火，使炎症不易得到控制。

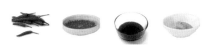

辣椒　辣酱　辣油　芥末

这些食物属于辛辣刺激性食物，急性乳腺炎为热毒蕴结所致，故应忌食。

【饮食原则】

1. 饮食宜多样化，避免食用油腻食物，增加一些开胃食品，如山楂糕、泡菜等，以增进食欲。
2. 宜多吃具有抗癌作用的食物，如菌类、海藻类、绿叶蔬菜、浆果类水果等均有一定的抗癌作用。
3. 少食盐，盐和其他含钠元素高的食物，这些食物会让女性体内保持更多的体液，增加乳房的不适感。
4. 忌食辛辣刺激性食物，如辣椒、芥末、桂皮等；忌食油炸、霉变、腌制食品；忌烟、酒、咖啡。

西兰花土豆泥

材料
西兰花 50 克，土豆 180 克

调料
盐少许

做法

1. 汤锅中注水烧开，放入西兰花，煮熟后捞出；将去皮洗净的土豆切成块，放入蒸锅中蒸至土豆熟透后取出，压成泥；将西兰花切碎，剁成末。

2. 取一个干净的大碗，倒入土豆泥，再放入西兰花末，加入少许盐，拌至完全入味即成。

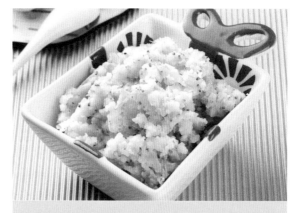

【功效】本品具有防癌抗癌的作用。

红参淮杞甲鱼汤

材料
甲鱼块 800 克，桂圆肉 8 克，枸杞 5 克，红参 3 克，淮山 2 克，姜片少许

调料
盐、鸡粉、料酒各适量

做法

1. 砂锅中注水烧开，倒入姜片，放入红参、淮山、桂圆肉、枸杞。

2. 再倒入洗净的甲鱼块，淋入料酒，用小火煮约 1 小时至其熟软。

3. 加入少许盐、鸡粉，煮至食材入味即可。

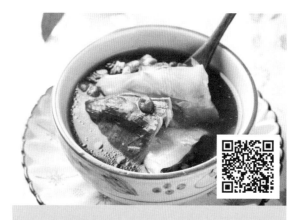

【功效】本品具有软坚散结的作用。

女性不孕症

病症简介 生育年龄的女性，婚后同居两年以上，有正常的性生活又未采取避孕措施而不孕者，称为原发性不孕。曾经生育或流产后又未采取避孕措施两年未再受孕者，为继发性不孕。

【宜吃食物】

山药　　核桃　　枸杞子　　桑葚

这些均是补肾益肾的优质食材，对肾虚型不育症具有辅助调理作用。

猪肚　　牛肉　　扁豆　　山楂

这些食材均具有健脾和胃的作用，适合脾胃虚弱，身体羸弱所致的不育症。

【忌吃食物】

蜂蜜　　甘蔗

这些食物含糖量高，食用后常常可能引起糖代谢紊乱，不利于受孕。

辣椒　　胡椒　　花椒　　芥末

这些调味品刺激性较大，影响生育功能。

【饮食原则】

1.肾阳虚型不孕症患者应选择冬虫夏草、菟丝子、肉桂、茴香、杜仲、鹿茸、桑寄生、海参、雀肉、乳鸽、鹌鹑肉、韭菜、核桃、板栗、榴莲等补肾助阳的药材和食物。

2.肾阴亏虚者应选择龟板、女贞子、熟地、鳝鱼、鲍鱼、海参、银耳、黄精、桑葚、葡萄、樱桃、木耳等滋阴补肾的药材和食物。

> **【特别注意】**女性不育症患者要避免不吃早餐。因为不吃早餐不但对身体健康不利，同时也是女性不育的重要原因。

姜丝红糖蒸鸡蛋

材料
鸡蛋 2 个，姜丝 3 克

调料
红糖 5 克，黄酒 5 毫升

做法

1. 取空碗，打入鸡蛋，搅拌均匀至微微起泡。
2. 将红糖放入温水中，制成红糖水，倒入蛋液中，边倒边搅拌，放入姜丝，加入黄酒，搅拌均匀。
3. 备好已注水烧开的电蒸锅，放入搅拌好的蛋液，调好时间旋钮，蒸 10 分钟至熟即可。

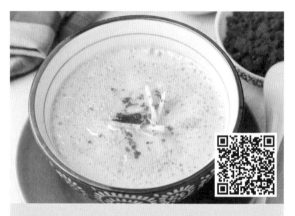

【**功效**】本品具有活血补血的作用。

彩椒炒猪腰

材料
猪腰 150 克，彩椒 110 克，姜末、蒜末、葱段各少许

调料
盐、鸡粉、料酒、生粉、水淀粉、蚝油、食用油各适量

做法

1. 彩椒去籽切块；猪腰洗净切片，加盐、鸡粉、料酒、生粉，腌渍入味；将彩椒焯煮断生后捞出。
2. 将猪腰汆至变色；油爆姜末、蒜末、葱段，倒入猪腰炒匀，淋入料酒炒匀，放入彩椒，加盐、鸡粉、蚝油、水淀粉，翻炒至芡汁包裹食材即可。

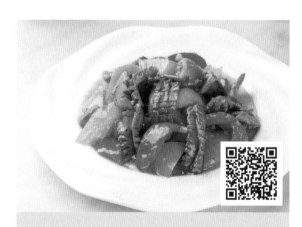

【**功效**】本品具有益肾壮腰的作用。

女性更年期综合征

病症简介 女性更年期综合征是指更年期妇女由于雌激素水平下降，卵巢功能减退，垂体功能亢进，分泌过多的促性腺激素，引起植物神经紊乱而引起的一系列症状。

【宜吃食物】

银耳　　枸杞子　　百合　　菠菜

这些食物具有滋阴降火的作用，能改善更年期女性烦热、失眠等症状。

黑米　　黑芝麻　　黑豆　　核桃仁

这些食物有滋补肝肾的作用，适合更年期女性食用。

【忌吃食物】

辣椒　　桂皮　　丁香　　爆米花

这些这些食物属于香燥伤阴之品，阴虚火旺的更年期综合征患者应忌食。

【饮食原则】

1.宜选用植物油，如菜籽油、葵花籽油等；多食少胆固醇的食物，如蔬菜、水果、瘦肉、鱼类、豆制品等。

2.增加钙质。更年期女性身体内雌激素水平降低，骨组织合成代谢下降，易发生骨质疏松症，增加骨折的发生率。而且受体内激素影响，更年期女性情绪不稳定，若体内钙不足，更会加重情绪波动，增加精神痛苦。

3.限制食盐的摄入；忌食辛辣刺激性食物，如烟酒、咖啡、浓茶以及辣椒、胡椒粉等。

【特别注意】 保持愉快、豁达、乐观的情绪。不宜过多卧床休息，身体尚好时应该主动从事力所能及的工作和家务。由于阴道抵抗力下降，故要注意下身清洁卫生。

茶树菇莲子炖乳鸽

材料

乳鸽块 200 克，水发莲子 50 克，水发茶树菇 65 克

调料

盐、鸡粉各 1 克

做法

1. 往陶瓷内胆中放入洗净的乳鸽块，放入茶树菇，加入泡好的莲子，注入清水，加盐、鸡粉，拌匀。

2. 取出养生壶，通电后放入陶瓷内胆，盖上内胆盖，壶内注入清水，炖煮至食材熟软入味即可。

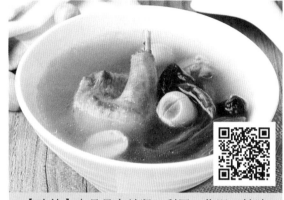

【功效】本品具有补肾、利尿、化湿、健脾的作用。

笋烧海参

材料

海参 300 克，冬笋 70 克，党参、枸杞、姜片、葱段各少许

调料

白醋、料酒、生抽、盐、鸡粉、水淀粉、食用油各适量

做法

1. 冬笋去皮切片；海参切块；将党参煎煮成药汁；锅中注水烧开，加白醋、海参，氽煮片刻后捞出。

2. 油爆姜片、葱段，倒入海参，淋入料酒，炒香，加生抽、冬笋、药汁煮沸，放入盐、鸡粉、枸杞、水淀粉炒匀即可。

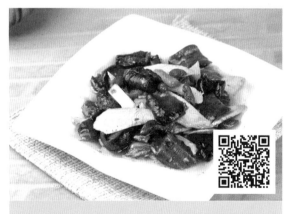

【功效】本品有补肾益精、消除疲劳的作用。

牛奶粥

材料

牛奶 400 毫升，水发大米 250 克

做法

1. 砂锅中注水烧热，倒入牛奶、大米，搅拌均匀。
2. 大火烧开后转小火煮 30 分钟至熟软。
3. 持续搅拌片刻，将粥盛出装入碗中即可。

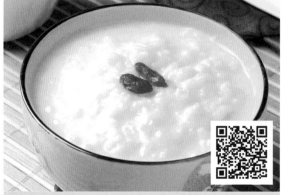

【功效】本品具有补充钙质、增强机体免疫力的作用。

牛肉莲子红枣汤

材料

红枣 15 克，牛肉块 250 克，莲子 10 克，姜片、葱段各少许

调料

盐 3 克，料酒适量

做法

1. 锅中注水烧开，放入牛肉块，汆去血水，捞出。
2. 砂锅中注水烧开，倒入牛肉、莲子、红枣、姜片、葱段，淋入料酒，煮 2 小时至食材熟透。
3. 放入少许盐，拌匀调味，盛出煮好的汤料，装入碗中即可。

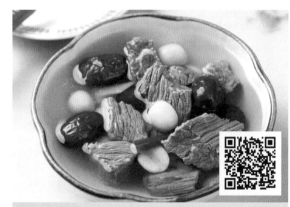

【功效】本品具有补中益气、滋养脾胃的作用。